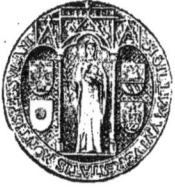

Traitement

du

Mal de Bright

Par la Néphro-Capsulectomie

óu Opération d'Edebohls

MONTPELLIER

G. FIRMIN, MONTANE ET SICARDI

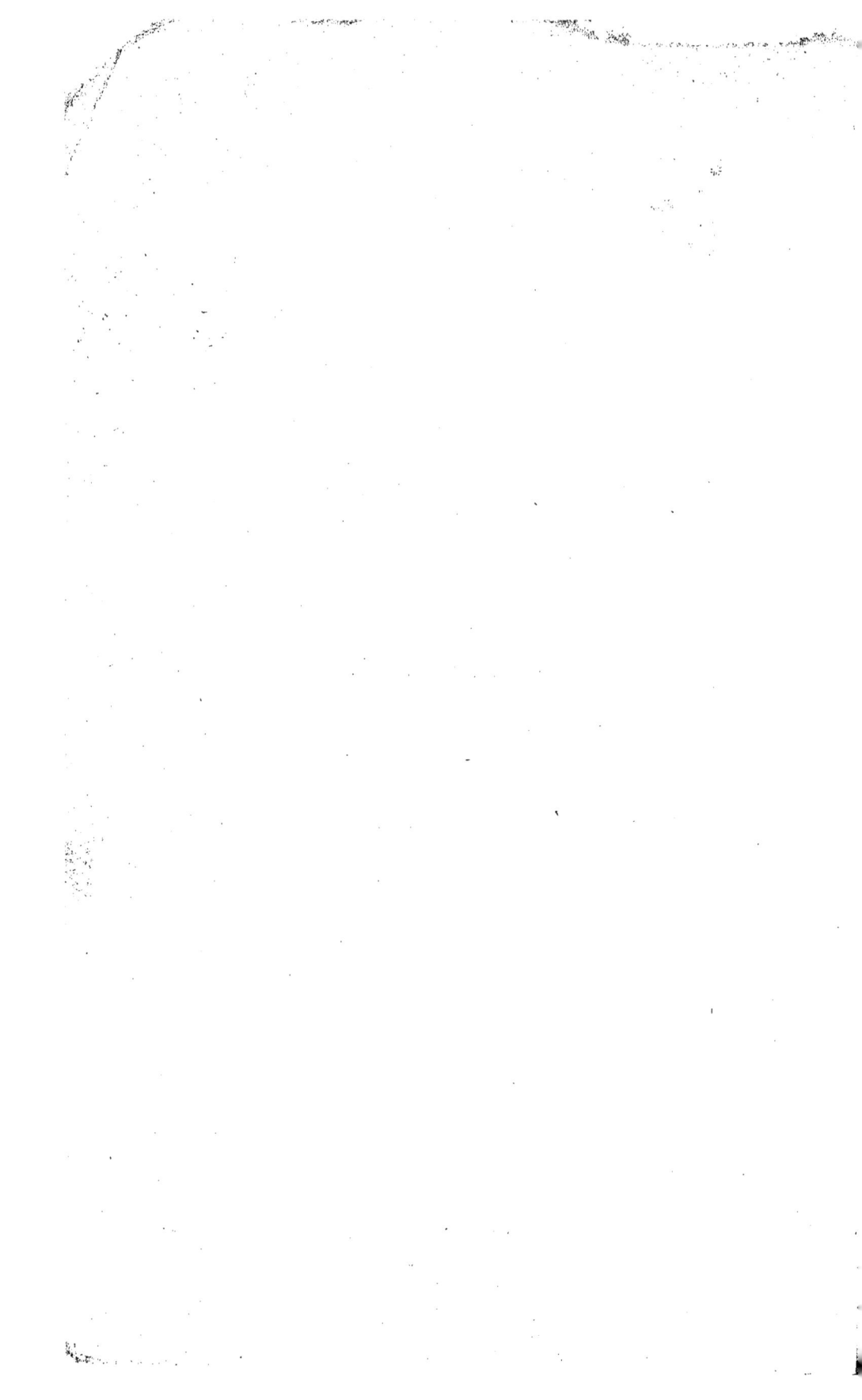

TRAITEMENT

DU

MAL DE BRIGHT

PAR LA NÉPHRO-CAPSULECTOMIE

OU OPÉRATION D'EDEBOHLS

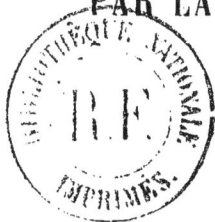

PAR

Raoul POUSSIÉ

DOCTEUR EN MÉDECINE

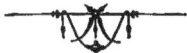

MONTPELLIER

IMPRIMERIE Gustave FIRMIN, MONTANE et SICARDI
Rue Ferdinand-Fabre et quai du Verdanson

1906

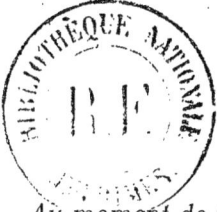

AVANT-PROPOS

Au moment de terminer mes études médicales, qu'il me soit permis d'adresser mes sentiments de reconnaissance à tous mes maîtres, qui, à Paris, à Montpellier et enfin à Tunis, ont bien voulu guider mes pas dans le chemin si difficile de l'apprentissage médical.

Pendant quatre ans j'ai suivi avec le plus vif intérêt l'enseignement clinique dans le service de MM. les professeurs Chauffard, Würtz, Tuffier et Debove.

Je remercie plus particulièrement mon maître le docteur Walter, professeur agrégé à la Faculté de médecine de Paris, chirurgien en chef de la Pitié, qui, pendant l'année d'externat que j'ai passée chez lui, à la Maison municipale de santé, ne s'est jamais lassé de m'éclairer de ses conseils et de sa longue expérience.

A Montpellier, j'ai retiré le plus grand profit des leçons de MM. les professeurs Estor, Forgue, Puech, de Rouville ; qu'ils me permettent de leur rendre hommage.

Je remercie également mon président de thèse, M. le professeur Tédenat, dont on n'a plus à louer le bienveillant accueil et l'enseignement magistral.

Enfin, j'ai passé deux années comme interne à l'hôpital civil français de Tunis et je n'oublierai jamais le bienveillant enseignement clinique que j'ai reçu de la part de M. le docteur Braquehaye, professeur agrégé de chirurgie, chirurgien en chef à l'hôpital, ainsi que du docteur Bruch, chef de service de la Maternité et au pavillon des enfants. Ils furent nos maîtres, qu'ils me permettent de dire qu'ils furent aussi des amis.

A Vichy, M. le docteur Maire, chirurgien en chef de l'Hôtel-Dieu, a bien voulu m'ouvrir toutes grandes les portes de son service et m'aider dans mes diverses recherches, je suis heureux de pouvoir l'en remercier bien sincèrement.

M. le professeur Cornil a bien voulu prêter l'autorité de son nom à ce modeste travail, pour lui donner une réelle valeur scientifique ; qu'il reçoive l'expression de ma profonde gratitude.

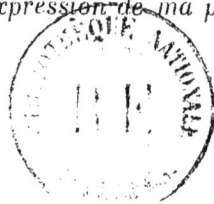

TRAITEMENT

DU

MAL DE BRIGHT

PAR LA NÉPHRO-CAPSULECTOMIE

OU OPÉRATION D'EDEBOHLS

PRÉFACE

Depuis quelques années, la chirurgie des voies urinaires enregistre à chaque instant une nouvelle conquête sur les affections considérées jusqu'à présent comme purement médicales.

Au premier rang, il faut citer la néphrocapsulectomie ou opération d'Edebohls. Le traitement chirurgical du mal de Bright est en effet une audace toute nouvelle de la chirurgie.

C'est, sans contestation possible, à George Edebohls de New-York, que l'on doit l'idée première de traiter chirurgicalement la néphrite chronique. Ses travaux antérieurs sur la ptose rénale l'avaient amené à constater la disparition de l'albumine après fixation du rein décortiqué au préalable.

Dans seize interventions, pratiquées avec cette conception, « les résultats ont été au-dessus de toute attente » : l'albumine et les cylindres disparaissent, sans que le malade supporte le moindre traitement médical ni la moindre variation de régime.

Frappé de cette corrélation, il pensa à appliquer systématiquement la résection de la capsule fibreuse du rein à tous les cas d'albuminurie où le traitement médical avait échoué.

Froidement accueilli d'abord, le traitement chirurgical des néphrites chroniques tend progressivement à être admis dans la pratique courante.

Les travaux se sont succédé, les observations deviennent plus nombreuses, et cependant il est encore bien des points obscurs.

Je laisserai systématiquement de côté tout ce qui a trait aux néphrites aiguës pour ne m'occuper que des néphrites chroniques contre lesquelles seulement la décortication rénale est dirigée.

George Edebohls a créé la méthode de la néphrocapsulectomie, il en a établi la technique et posé les indications. Dans une série de publications, il a défendu cette cause, avec des faits et des arguments qui semblent devoir entraîner la conviction.

A l'étranger, quelques chirurgiens (Israëls, Fergusson, Harisson, Rovsing), ont suivi l'exemple du chirurgien américain. — En France, au contraire, les chirurgiens se sont montrés très circonspects. MM. Jaboulay, Pousson, Lépine, Albarran, Sorel, Maire, Vidal, ont admis cette conduite thérapeutique et sont à peu près les seuls. Les médecins ne sont pas moins sceptiques à cet égard.

L'objet de cette étude est de faire tomber les derniers scrupules et les dernières objections, en montrant que l'opération d'Edebohls est une opération simple, rapide et de mortalité opératoire égale à zéro lorsque l'on intervient à froid, si j'ose dire, c'est-à-dire loin des périodes d'urémie.

Dans ces conditions, pourquoi continuer à condamner les malheureux brightiques au régime lacté à perpétuité, ou même au régime déchloruré qui ne semble pas donner de meilleurs résultats ? régimes qui les laissent asthéniques et dont bien peu de malades peuvent faire les frais, puisqu'il abolit tout travail nécessitant un effort musculaire prolongé.

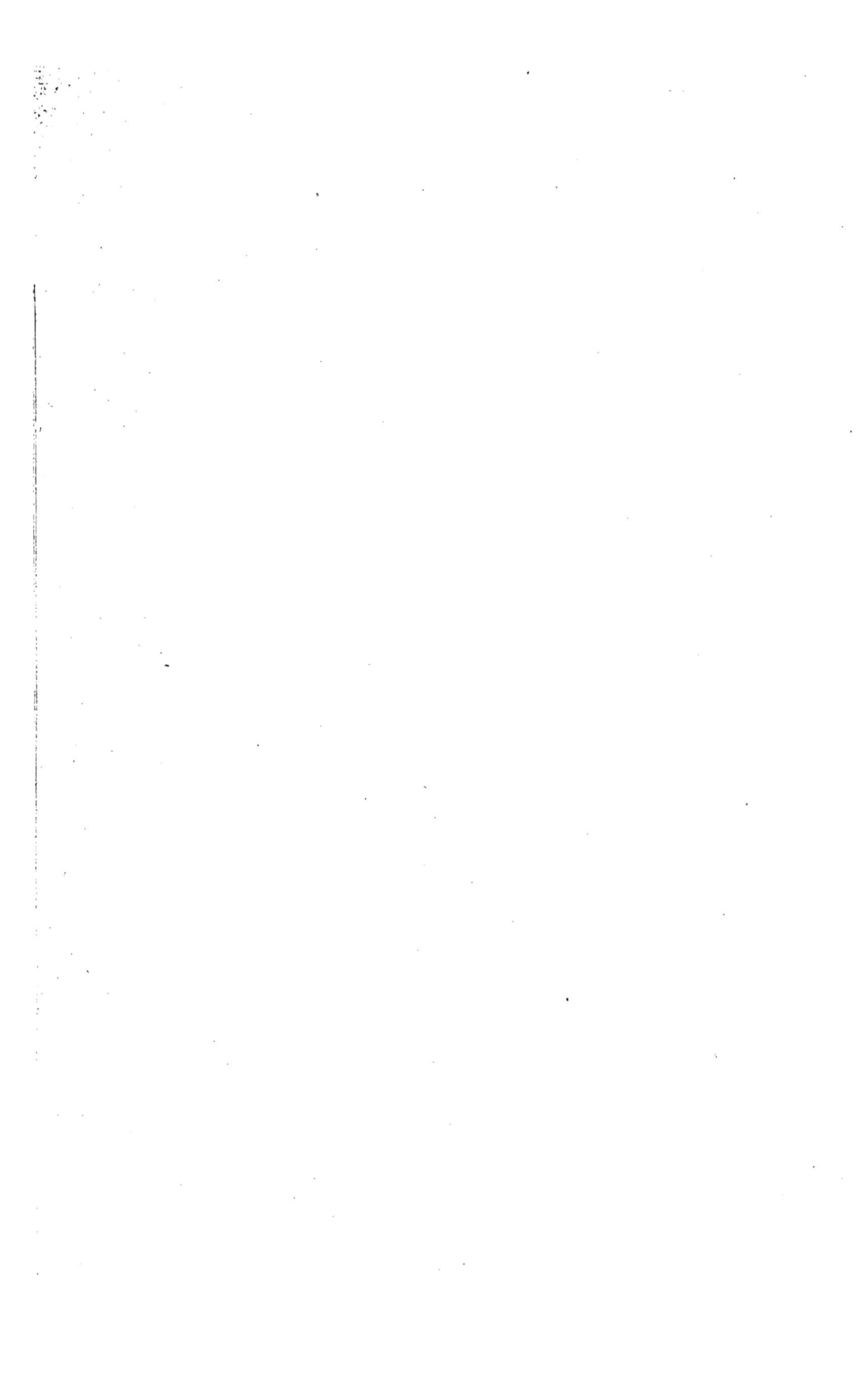

CHAPITRE PREMIER .

C'est en 1898 qu'Edebohls proposa pour la première fois son nouveau traitement des néphrites chroniques ; son but est de créer, par la résection de la capsule propre du rein, des voies anastomotiques qui viennent suppléer la circula-tion centrale.

A priori, il a admis la création entre les vaisseaux de la couche corticale du rein dénudé et ceux de l'enveloppe cel-lulo-graisseuse, de nouvelles voies circulatoires plus larges et plus actives que les voies normales. Le résultat de cette néo-circulation serait de favoriser la résorption des exsudats inflammatoires, ainsi que la rénovation de l'épithélium dans la zone corticale.

Ces vues théoriques ont donné lieu à une série d'expérien-ces qui ont abouti suivant les expérimentateurs à des conclu-sions très différentes.

Bien avant que parussent les travaux d'Edebohls, M. Tuf-fier, en 1889-1890, avait essayé de produire une circulation supplémentaire du rein par la décortication de cet organe ; son but était d'arriver à savoir si la greffe rénale était pos-sible.

Après avoir décapsulé le rein, il l'enfouissait dans l'épi-ploon pour former rapidement des anastomoses avec un tis-

su richement vascularisé. — Aux différents temps de l'opération, le rein devient d'abord énorme, puis s'atrophie progressivement, tandis que son congénère s'hypertrophie. M.
Tuffier en conclut que la décortication ne saurait agir par les
néo-anastomoses périphériques de suppléance.

M. de Rouville a repris, dix ans plus tard, les mêmes expériences dans le même sens ; il décortique un rein, l'enfouit
dans l'épiploon ; un mois plus tard, néphrectomie du rein
sain, puis ligature progressive de l'artère rénale.

Après oblitération complète, le chien meurt infailliblement
d'urémie. Une seule fois M. de Rouville crut avoir réussi :
à l'autopsie, il trouva une branche aberrante de l'artère rénale qui, non comprise dans la ligature, était la cause de la
survie.

Claude et Balthazard ont repris les mêmes expériences à
un autre point de vue. Ils se sont proposé simplement de
contrôler les vues théoriques d'Edebohls. Dans une première
série d'expériences, ils constatent histologiquement l'exis-
tence de communications vasculaires néoformées, entre le
rein et la portion d'épiploon adhérente consistant en lacu-
nes, dans lesquelles circule du sang provenant des capillaires
rénaux et épiploïques, assurant la déplétion du système vei-
neux. Si l'on attend plus d'un mois pour sacrifier l'animal,
on trouve la capsule en partie reformée, épaisse et sillonnée
de vaisseaux importants communiquant avec les vaisseaux du
rein. — D'autre part, ils ont lié, chez d'autres chiens décortiqués d'un seul côté, les pédicules vasculaires des deux reins
et ont injecté par l'aorte la masse colorante de Ranvier au
bleu de Prusse. Seul le rein décortiqué s'est coloré et s'est
coloré par la périphérie. Histologiquement, le microscope
montre que dans ce rein seul il s'est formé une série de

nouveaux vaisseaux spécialement dans la zone labyrinthique (1).

M. Vidal a fait trois expériences que je vais rapporter dans leur entier.

EXPÉRIENCE I. — Je décapsule le rein droit d'un gros chien sain ; dix jours plus tard, je fais la néphrectomie du rein gauche ; survie de l'animal dont la santé reste parfaite. — Vingt jours après la néphrectomie, je lie l'artère rénale ; mort rapide au milieu de symptômes identiques à ceux que provoque toujours la néphrectomie double.

Autopsie. — Le rein décapsulé est très légèrement adhérent ; la capsule cependant n'est pas reformée, sauf peut-être au niveau d'un des pôles. L'injection par l'aorte de la masse de Ranvier, l'artère rénale liée, pénètre dans la zone labyrinthique.

Conclusion. — Les anastomoses qui existaient bien, n'ont pas suffi à compenser la suppression de l'apport sanguin par les voies ordinaires.

EXPÉRIENCE II. — Je décapsule le rein droit d'un gros chien ; quinze jours plus tard, du même côté, j'isole l'uretère, qui reçoit une canule, et je lie l'artère rénale. Suppression de l'urine du côté opéré, qui persiste deux heures plus tard ; elle n'est donc pas attribuable aux phénomènes d'inhibition passagers après les interventions rénales. — J'injecte dans la veine crurale une petite quantité de ferrocyanure de potassium en solution à 5 %. Dix minutes plus tard l'urine de la vessie (celle du rein opposé) renferme de ce sel. — J'at-

_____

(1) Gayet et Bassan arrivent aux mêmes conclusions.

tends dix minutes encore et je sacrifie l'animal par piqûre du bulbe.

Le rein décapsulé est extrait de son lit d'adhérences, épaisses et très serrées ; il n'y a pourtant pas de capsule nettement distinguable. Le rein est hydrotomisé, le même liquide circulant longtemps à travers ses vaisseaux. La recherche dans ce liquide du sel injecté, par un procédé bien connu, ne donne qu'un résultat douteux ; le rein opposé, au contraire, donne une **réaction** colorée des plus franches et des plus nettes.

Conclusion. — Vu l'extrême sensibilité du procédé de recherche, l'on peut affirmer dans ce cas la nullité de l'apport sanguin des tissus voisins vers le rein.

EXPÉRIENCE III. — Chez un gros chien, parfaitement sain, je décapsule les deux reins ; dix jours plus tard, j'isole les veines crurales, qui reçoivent une canule (voie abdominale). Je laisse couler un peu de sang, puis, le régime établi, je recueille dans deux tubes, pendant le même temps, une petite quantité du sang de chaque rein. Une pesée démontre la presque égalité du débit des deux reins (Différence, 1/8 au préjudice du côté droit).

Aussi vite que possible, je libère le rein droit de ses adhérences, très larges, très vasculaires aussi, si j'en juge par l'hémorragie, qui s'arrête immédiatement, grâce à l'emploi de la gélatine.

L'hémostase complète, le rein remis en place, la plaie lombaire fermée, je fais de l'autre côté une incision simple allant jusqu'au contact du rein et je reviens aux veines rénales, j'ouvre les deux canules un instant, puis le régime normal établi, je recueille pendant huit secondes le sang de chaque organe dans un tube spécial. Une seconde pesée montre une différence égale à près de 1/3, en faveur du rein libéré, qui tout à l'heure débitait moins. La tension artérielle n'a pas baissé dans toute l'expérience de plus de douze millimètres.

Conclusion. — Les deux reins ayant subi, à la libération près, les mêmes manipulations, et la section des anastomoses ayant augmenté le débit de la veine rénale, il semble permis d'en conclure qu'une partie du sang apporté par l'artère trouvait jadis une autre issue que sa voie de retour normale ; en d'autres termes, que le sang dans les voies anastomotiques, circulait vraisemblablement du rein vers la périphérie.

D'autre part des expérimentateurs comme Emerson, Boricz, Osmolinski, Waiket Hall et Hersheimer, Johnson, Stern, Zondek, Rosenstein, arrivent à des résultats négatifs et constatent que la capsule se reforme très rapidement. Les autopsies de décortiqués viennent confirmer ces vues.

Il m'a paru intéressant de contrôler moi-même ces diverses expériences, en confiant à M. le Professeur Cornil l'examen histologique qui, de ce fait, acquiert une indiscutable valeur scientifique.

Un chien sain est opéré le 27 avril et sacrifié le 7 juin. Macroscopiquement, le rein décapsulé a le même volume que son congénère, sa capsule semble reformée en partie, mais on y aperçoit des vaisseaux reconstitués en plus grande quantité et d'un plus gros calibre que sur le rein témoin. Une partie de ce rein est prélevée et envoyée à M. le professeur Cornil qui m'a communiqué la réponse suivante :

« Le rein décortiqué est assez altéré, la capsule est remplacée par du tissu conjonctif lâche, doublé à sa périphérie par du tissu adipeux. La substance corticale montre à sa

surface et dans sa profondeur des îlots inflammatoires dis-
séminés au nombre de 7 à 8 sur une coupe de 1 centimètre
et demi sur un centimètre. Ces îlots sont constitués par une
accumulation de leucocytes mononucléaires autour des parties constituantes du rein, glomérules, tubes et vaisseaux.
Ces leucocytes siègent dans les cloisons conjonctives qui sont
très épaissies par cette infiltration, on a donc là une inflam-
mation rénale d'une certaine intensité. »

La difficulté de me procurer des animaux pour sérier mes
expériences, ainsi que le temps limité dont je disposais, m'ont
forcé à abandonner mes recherches.

De l'ensemble de toutes ces expériences, on peut conclure
qu'à la suite de la décortication du rein il se forme le plus
souvent une nouvelle circulation périphérique d'une certaine
intensité, qui à elle seule serait insuffisante pour assurer l'excrétion urinaire, mais vient soulager la circulation centrale
en lui apportant une aide qui n'est pas négligeable. A la faveur de ces conditions circulatoires nouvelles, les lésions
brightiques subissent une modification heureuse tendant vers
la guérison.

Les faits cliniques eux-mêmes plaident en faveur de cette
théorie. En effet, ce n'est qu'au bout de 12 à 15 jours que
le malade commence à ressentir les effets de l'intervention.
S'il n'y avait, comme le veut M. Jaboulay, qu'une simple
excitation du grand sympathique, on comprendrait mal ce
retard dans la décharge urinaire. Au contraire, on comprend
très bien que ce laps de temps soit la conséquence directe de
la formation de cette circulation complémentaire.

Peu importe au chirurgien l'antique querelle de l'unité
ou de la pluralité des lésions : gros rein blanc ou petit rein
rouge ne sont et ne peuvent être comme autrefois pour Bright
que des reins malades.

Si rien ne vient assombrir le tableau, que l'on puisse opérer de propos délibéré, sans avoir à redouter une crise d'urémie, l'opération d'Edebohls s'impose. Elle est simple, rapide, absolument bénigne, d'une mortalité opératoire égale à zéro. De plus, elle produit assurément moins de dégâts que la néphrotomie, et c'est assez important pour un organe qui n'est plus assez riche pour faire de pareils sacrifices.

CHAPITRE II

MANUEL OPERATOIRE

Bien entendu le malade aura suivi pendant quelque temps (huit jours au moins) le traitement général imposé à tous ceux dont les reins sont atteints, c'est-à-dire régime lacté ou déchloruré et diurétiques à haute dose.

C'est ici que l'asepsie rendra des services inappréciables. On ne peut songer en effet à demander à un rein, qui ne fonctionne plus ou du moins fonctionne mal, d'ajouter à son travail d'élimination tous les toxiques que représente l'arsenal antiseptique.

Le chirurgien se désinfecte les mains avec une solution de savon liquide stérilisé ; nous nous servons de la préparation suivante

$$\left. \begin{array}{l} \text{Savon de Marseille} \\ \text{Savon noir} \\ \text{Huile d'olive} \end{array} \right\} \text{ââ 1 kilog}$$

Eau, 50 litres.

Stérilisée à l'autoclave.

Décapage méthodique par un savonnage, puis brossage, sous un courant d'eau tiède stérilisée, pendant vingt minutes. Pendant ce temps un aide, lui-même désinfecté, fait l'asepsie du champ opératoire. Nous ne saurions trop recom-.

mander l'emploi de la paille de bois stérilisée, qui a l'avantage de ne servir qu'une fois, tout en brossant énergiquement la peau avec la solution de savon stérile. Large lavage ensuite avec la solution physiologique de sel marin stérilisé, séchage. Tous ces divers temps ont eu lieu le malade étant dans la position classique pour toute intervention sur le rein par la voie lombaire : une alèze pliée est glissée dans l'angle costo-iliaque du côté opposé ; le membre inférieur du côté où l'on opère est en extension, l'autre est en flexion, la jambe sur la cuisse, la cuisse sur le bassin, un aide maintient le malade en soutenant les épaules. On place les champs opératoires ; quatre suffisent. Ils sont fixés à la peau et entre eux au moyen d'épingles anglaises, ce qui permet de délimiter une fois pour toutes les repères anatomiques sans risque de déplacement du champ opératoire au cours de l'intervention.

Anesthésie à l'éther, avec le masque de Vancher.

Trois points de repère sont essentiels :

1° La douzième côte, qui est courte ou longue ;

2° La crête iliaque que l'on peut toujours suivre en partant de l'épine iliaque antérieure et supérieure.

3° Le bord externe de la masse sacro-lombaire.

Incision. — A huit centimètres des apophyses épineuses, sur la face postérieure de la douzième côte si elle est longue, ou, si elle est courte, au bord inférieur de la onzième. De là, on va en ligne droite aboutir à un travers de doigt de la crête iliaque sur la ligne même du flanc. On trouve alors successivement la peau et le tissu cellulaire sous-cutané d'épaisseur très variable, et les plans musculaires qui sont incisés couche par couche, en repérant toujours la douzième côte. On incise ainsi en haut le grand dorsal, en bas le grand oblique ; dans un second plan le petit dentelé en haut, le petit oblique en bas, traversé par le nerf abdomino-génital. On arrive alors sur l'aponévrose du transverse que l'on in-

2

cise au niveau de la dépression formée par la masse sacro-lombaire. Pour ne pas inciser le péritoine, on devra toujours avoir le nerf abdomino-génital en arrière. On tombe alors sur l'aponévrose rétro-rénale que l'on incise tout à fait à la partie postérieure ; on écarte alors avec les doigts les lèvres de l'incision en haut et en bas. On décortique le rein de son atmosphère celluleuse en allant doucement et sans effort jusqu'au pôle supérieur que l'on abaisse.

C'est en effet par le pôle supérieur, saisi à pleine main, que l'on arrive à extérioriser le rein en le faisant basculer sur son pédicule. Le pôle inférieur glisse, échappe des mains et ne permet pas d'amener le rein au dehors de la plaie lombaire.

Le rein extériorisé est maintenu par l'aide ; on saisit avec une pince à disséquer la capsule propre du rein que l'on incise légèrement, de façon à permettre de passer une sonde cannelée à bout mousse pour ne pas blesser le parenchyme rénal. Sur cette sonde cannelée comme guide, le bistouri glisse et fend la capsule propre jusqu'au niveau du hile, en haut d'abord puis en bas ; une des lèvres de la capsule est saisie dans les mors d'une pince de Kocher et on amorce la décortication à la sonde cannelée sur un centimètre environ. On achève au doigt avec une compresse, on fait de même pour l'autre demi-capsule ; on excise alors ces deux lambeaux de capsule au ras du hile. Il n'y a plus alors qu'à laisser filer le rein qui se glisse à nouveau dans sa loge. Parfois il se produit un suintement sanguin assez abondant au moment de la décortication, un peu de compression l'arrête immédiatement.

Sutures par étages séparés.

C'est en somme une intervention simple et rapide et d'où la mortalité opératoire doit être nulle.

« Dans tous les cas, dit Edebohls, le rein a été délivré de

ses enveloppes et mis à découvert sur la peau du dos. Ceci m'a permis de montrer à tous ceux qui assistaient à mes opérations les changements visibles produits par le mal de Bright chronique dans chaque rein opéré : la capsule adhérente, les lobulations, l'état granuleux de la surface sous-capsulaire, l'atrophie, la rétraction inégale et les kystes de néphrite interstitielle chronique, l'hypertrophie, le gonflement lisse, l'aspect bigarré et les décolorations dues aux modifications circulatoires et dégénératives de la néphrite parenchymateuse ; l'épaississement général ou partiel de la capsule propre du rein et les modifications inflammatoires secondaires de l'enveloppe graisseuse périrénale commune aux deux variétés de néphrite. »

Une des opérées a même fourni l'occasion d'un diagnostic sur le vif par une façon de faire bien américaine. Le rein droit mis à nu montra toute sa substance corticale hérissée d'un semis si régulier de granulation que l'on hésita sur la nature de ces granulations et qu'on soupçonna une tuberculose rénale ce qui, aurait conduit le chirurgien à une néphrectomie. Un morceau du rein suspect est prélevé et immédiatement expédié au laboratoire du professeur Brooks. En attendant la réponse, on remit le rein dans sa loge pour s'occuper de son congénère qui, nettement brightique, fut décapsulé. Quinze minutes plus tard la réponse du docteur Brooks : « Pas de tuberculose, néphrite interstitielle » permit d'achever la première décortication.

Par exemple, il faut bien se garder d'imiter ce chirurgien américain cité par Edebohls qui, ne pouvant attirer le rein au dehors des téguments, a décapsulé le rein au moyen d'une curette tranchante. « On est attristé, dit Edebohls, de penser à cette lacération du tissu rénal qui a dû accompagner cet acte opératoire, sur un patient atteint de mal de Bright chez lequel la moindre parcelle de tissu rénal avait sa valeur. »

Suites opératoires. — En général les suites opératoires sont simples, apyrétiques. Les réunions par première intention sont de règle. Il n'existe pas, pour un chirurgien expérimenté, de mortalité opératoire. Edebohls a eu une seule fois de la suppuration chez une femme sur laquelle il avait pratiqué, dans une seule séance, une décortication bilatérale, une néphropexie et une appendicectomie par la voie lombaire droite.

Pendant les premiers jours qui suivent cette opération, les urines sont concentrées, à densité et à point cryoscopique très élevés, contenant beaucoup d'urée et de chlorure. Pendant les jours suivants, la diurèse va parfois jusqu'à dépasser la normale ; mais l'augmentation des matières solides ne se fait pas proportionnellement à la diurèse. Ces deux ordres de phénomènes s'expliquent par l'action de la décapsulation sur les deux territoires distincts dont se compose anatomiquement et physiologiquement le rein : l'un glomérulaire, destiné surtout à la sécrétion de l'eau, l'autre formé par l'ensemble des tubuli-contorti pourvoyant à l'élimination des matériaux solides. Il est logique de penser que la compression de la capsule fibreuse venant à cesser, il se fasse dans les premiers jours une dilatation vasculaire et un ralentissement de la circulation, de sorte que, le sang passant lentement dans les vaisseaux péritubulaires, les urines deviennent plus concentrées. Un peu plus tard, lorsque de nouvelles voies sanguines corticales se sont produites, elles apportent une irrigation plus abondante à la substance corticale, amenant une augmentation de la diurèse.

La décapsulation du rein pourra être indiquée dans les cas d'insuffisance fonctionnelle aiguë de l'organe en amenant une rapide épuration du sang.

Les modifications qui en résultent pour la circulation rénale sont des plus heureuses, car, le fonctionnement physiologique de l'organe n'est modifié que dans le sens d'une plus grande activité.

CHAPITRE III

Dans son ouvrage paru à New-York en 1904, Edebohls a réuni 72 cas de décapsulation partielle ou totale :

Les 16 premiers sont partiels et combinés à la néphropexie. Ses interventions s'échelonnent du 29 novembre 1892 au 5 décembre 1903. Il a fait 66 opérations bilatérales en une seule séance, deux en deux séances et 4 unilatérales.

Dans 48 cas, il a fait la décapsulation seule, dans les autres cas elle a été combinée avec diverses opérations rénales ; c'est ainsi qu'il a traité onze néphrites unilatérales, 22 néphrites interstitielles diffuses, 12 parenchymateuses.

Sept de ces malades sont morts dans la première quinzaine après l'opération, 22 ont succombé au bout d'un temps plus ou moins long, 6 n'ont retiré aucune amélioration de l'intervention, 1 a une légère amélioration, 5 ont eu une amélioration qui a duré entre 1 et 9 mois, 20 ont eu une amélioration très notable, 17 ont été guéris définitivement.

Cas avec mort. — En somme deux patients morts accidentellement, un de pyélonéphrite suppurée aiguë, un d'endocardite ; cinq d'urémie, un de pneumonie, trois de dilatation aiguë du cœur, un dernier d'hémiplégie. Sur ces 14 morts, 7 sont survenues à une date de l'opération variant entre deux mois et huit ans. La moyenne de la survie, pour ces 7 cas, a été de 20 mois.

Les 7 autres morts peuvent être considérées comme la conséquence directe de l'opération, elles l'ont suivi de douze heures à quinze jours. La mortalité opératoire est donc de 10 %
environ. Trois de ces décès ont eu pour cause l'urémie, deux
la dilatation aiguë du cœur, un la pneumonie, le dernier
meurt d'hémiplégie. En jugeant la mortalité opératoire, il
faut tenir compte de ce fait que beaucoup d'opérations ont
été faites *in extremis*, le chirurgien ayant souvent eu la main
forcée par les malades ou par leurs médecins. Dans 8 cas
il s'agissait de médecins ayant sollicité l'intervention eux-
mêmes.

En somme, éliminant ces sept morts rapides chez
des malades voués à une fin prochaine, il reste sept morts
accidentelles s'étant produites avec une survie moyenne de
vingt mois ; on peut donc dire qu'en opérant des malades
avec les précautions indiquées et à une période assez peu
avancée de la maladie, on ne fait courir aucun danger au malade. L'exitus est plus la conséquence de la néphrite ou de ses
complications, si nombreuses et si graves, que de l'opération.
En effet, la mortalité dans la décapsulisation serait nulle,
si elle était effectuée sur des sujets sains. On peut compa-
rer la gravité de la décapsulisation à celle de la néphropexie.
Sur 73 cas de néphropexie bilatérale, le chirurgien américain n'enregistre aucune mort.

L'âge n'est pas une contre-indication ; celui-ci n'a d'ailleurs qu'une valeur relative. L'état du système cardio-vascu-
laire doit guider le chirurgien ; et, avec un cœur forcé, un
pouls irrégulier, il vaut mieux ne pas opérer que de s'ex-
poser à une mort.

A ce point de vue, il faut diviser les cas en deux groupes :
ceux antérieurs à 1902, qui ont pu être suivis suffisamment
et ceux postérieurs à cette époque, sur lesquels on ne peut
pas encore fonder de conclusions. Dans le premier groupe

prennent place 40 opérés : 13 ont succombé, 3 ont été perdus de vue, 24 ont été améliorés ou guéris. Dans le deuxième groupe, comprenant 32 cas, il s'est produit une seule mort. Ainsi, pour cette opération, comme pour toutes les interventions nouvelles, la mortalité s'est abaissée à mesure que la technique et les indications se précisaient. La mortalité passe de 30,2 % pour les cas antérieurs à juillet 1902, à 3,2 % pour les cas postérieurs à cette date.

Sur les 24 cas suivis, deux fois le résultat a été peu satisfaisant ; dans un de ceux-ci, il s'est agi de véritable rechute.

Une femme de 42 ans, ayant une albuminurie depuis 1891, soignée depuis six ans, a été opérée en 1901 sur le rein droit seulement. L'amélioration s'est produite rapidement : un an après l'albumine avait complètement disparu. Mais, quatre ans et six mois après, l'albumine est à nouveau constatée dans l'urine ; il aurait fallu savoir, par un cathétérisme des uretères, lequel des reins était malade. La malade étant enceinte, une seconde intervention doit être retardée.

Le deuxième cas d'amélioration se rapporte à une femme, présentant une hérédité brightique chargée et un mal de Bright très ancien. On lui fait, en avril 1901, une décapsulisation bilatérale avec néphropexie, l'amélioration se maintient pendant 8 mois ; malheureusement la malade prend une diphtérie grave et à cette occasion l'albuminurie se réinstalle.

Tableaux

I. — Cas de mort

Numéro des cas	Date de la constatation de la néphrite	Date et nature de l'opération	Type de la néphrite	Date et cause de la mort	Observations
3	Plusieurs années ?	11 mai 1893. Décapsulation. Néphrectomie. du rein droit.	Diffuse avec kystes.	Hystérectomie abdominale. Mai 1901.	En 1896. Néphrectomie gauche, vit cinq ans avec seul rein décapsulé.
11	Id.	4 nov. 1899. Bilatérale.	Diffuse.	Novembre 1900. Rupture tubaire.	Guérison de la néphrite.
17	Id.	Octobre 1901. Bilatérale.	Epithéliale bilatérale.	Décembre 1901. Pyélonéphrite aiguë.	Opérée in-extremis.
19	Deux ans	3 déc. 1901. Bilatérale.	Interstitielle.	Déc. 1901. Endocardite.	
24	Six mois	Avril 1902.	Id.	Huit jours. Coma.	Hypertrophie cardiaque. Rétinite.
27	Id.	16 avril 1902. Bilatérale.	Chronique. Diffuse.	Huit jours. Pleurésie.	Anasarque. Rétinite. Amélioration pendant quatre mois.
29	Cinq ans	Bilatérale.	Interstitielle	Trois jours. Urémie.	Hypertrophie cardiaque.
32	Id.	2 mai 1902. Bilatérale.	Epithéliale post. scarlatineuse.	Six jours. Pneumonie.	Anasarque. Ascite. Hydrothorax. Double ponction avant opération.
34	Six mois	Janvier 1902. Bilatérale.	Interstitielle.	Douze heures.	Gros cœur, Rétinite. Opéré in extremis.
35	Un an	26 mai 1902. Bilatérale.	Id.	Six mois. Urémie.	OEdème papille. Anasarque. Amélioration considérable pendant 4 mois.
36	18 mois	Juillet 1902.	Id.	Douze heures.	Anasarque.
39	30 ans	Juillet 1902. Bilatérale.	Id.	Deux jours. Hémiplégie.	Anasarque.
40	Huit mois	Juillet 1902.	Epithéliale.	Quatre mois.	Avait eu diphtérie. Pas d'amélioration.
47	Quinze mois	26 octobre 1902. Néphrectomie g. Décapsulation dr.	Néphrite interstitielle dr. Kyste g.	Un mois. Coma.	

II. — Cas de guérison définitive

Cas N°	Date de la constatation de la néphrite	Date de l'opération	Type de néphrite	Date à laquelle les cylindres et l'albumine ont disparu dans les urines après l'opération	Date du dernier examen d'urine	Durée de la guérison
1	Un an et six mois	20 novembre 1892, rein droit.	Néphrite intersti-tielle.	Deux mois	4 novembre 1903	Dix ans
4	Id.	11 janvier 1896, deux reins.	Id.	Quatre mois	18 janvier 1903	Six ans et huit mois
6	Id.	10 janvier 1898, deux reins.	Id.	Un mois	21 janvier 1903	Quatre ans et onze mois
7	Deux mois	14 janvier 1899, deux reins.	Id.	Cinq mois	22 janvier 1903	Trois ans et sept mois
8	Id.	6 mars 1899, deux reins.	Id.	Quatre mois	20 janvier 1903	Trois ans et six mois
12	Id.	5 novembre 1899, deux reins.	Id.	Deux mois	4 février 1903	Trois ans et un mois
13	Id.	30 novembre 1900, rein droit. 19 avril 1901, rein gauche.	Id.	Cinq mois	23 janvier 1903	Un an et quatre mois
15	Un an et six mois	15 avril 1901, deux reins.	Id.	Sept mois	4 février 1903	Un an et deux mois
16	Un mois	6 mai 1901, deux reins.	Néphrite chronique diffuse.	Sept mois	20 janvier 1903	Un an et deux mois

Sur les 22 autres patients, 12 ont été considérablement améliorés et ont actuellement un état de santé très satisfaisant.

Parmi ces malades, Edebohls a opéré 8 médecins : 3 ont succombé plus ou moins tardivement (cas 35, 36, 39), 2 ont été opérés trop récemment ; trois autres sont actuellement en excellente santé. Sans parler de guérison définitive, on doit les considérer comme améliorés. A cette place, je veux citer une des observations résumées de ces trois cas médicaux qui ont été certainement bien observés par les patients.

Cas 22. — Trente-six ans, père mort de néphrite ; le malade a une albuminurie depuis trois ans et demi. Opéré le 26 mars 1902. Décapsulation bilatérale.

Le 19 janvier 1903, il écrit :

« Depuis mon opération, je n'ai pris aucun médicament, je n'ai suivi aucun régime et j'ai pu continuer à exercer ma profession. C'est la première fois que depuis trois ans j'ai pu passer l'hiver sans souffrir de cryesthésie, qui me gênait tant autrefois. — La céphalée a complètement cédé, les douleurs lombaires ont cessé complètement. Mes myalgies dans les membres inférieurs n'ont pas reparu, et je n'ai plus souffert de palpitations cardiaques. La tension artérielle a considérablement baissé ; je n'ai plus cette lassitude qui, autrefois, ne me permettait pas de travailler plus de quelques heures. »

L'urine de ces trois malades a montré une tendance progressive au retour à la composition normale.

Cette observation résumée rend assez bien compte des cas classés comme amélioration ; ils sont au nombre de douze.

Un de ceux-ci n'a plus ni cylindre ni albumine, un autre a de l'albumine cyclique sans cylindres. Deux ont des traces d'albumine sans cylindres. Chez huit autres, l'amélioration est moins marquée du côté des urines et se montre surtout au point de vue de la santé générale. Un seul persiste à avoir de la céphalée et des troubles digestifs, bien que l'urine soit redevenue normale.

Avant d'étudier les cas de guérison, disons quelles conditions l'on est en droit d'exiger pour affirmer qu'il y a guérison complète et définitive.

Edebohls demande la disparition complète et définitive des cylindres et de l'albumine, une excrétion normale d'urée. Il faut que ce syndrome urinaire persiste sans variations pendant six mois après son établissement post-opératoire.

Telle est la statistique fournie par le chirurgien américain, elle a le grave défaut, comme toutes les statistiques, d'être trop brève pour pouvoir être discutée efficacement. D'autre part, il serait trop long de citer les 72 observations sur lesquelles elle s'appuie.

Nous nous contenterons de citer quelques-unes des premières en les faisant suivre des observations publiées par les chirurgiens français et étrangers ayant pratiqué la néphrocapsulectomie.

OBSERVATIONS

Observation première

FERGUSON, *Medical Standard*, juin 1901

Exposition au froid suivie de douleurs dans le rein gauche pendant trois ans. Pas d'albumine, mais urines rares et cylindres hyalins. Le rein est exposé et décapsulé. Une pierre avait été soupçonnée dans le rein. L'examen pathologique montre une néphrite interstitielle chronique. Guérison.

Observation II

FERGUSON, *loc. cit.*

Douleurs chroniques dans le rein droit pendant 2 ans. Exacerbation aiguë. On suspecte le rein septique.

Pas d'albumine. Décapsulation suivie de la disparition de la douleur.

Observation III

George EDEBOHLS, de New-York, traduction de Le Nouënne, *in* thèse Paris 1903

Mlle A. L..., malade de l'hôpital, 18 ans, néphrite interstitielle chronique droite. Opération le 29 novembre 1892, né-

phropexie droite ; maladie de Bright, chronique à ma connaissance un an avant l'opération. L'urine devint normale deux
mois après l'opération et resta parfaitement normale jusqu'à
la date du dernier examen, 15 avril 1901. A cette date, le sujet jouissait d'une santé parfaite.

OBSERVATION IV

George EDEBOHLS, *loc. cit.*

Mme G. H..., malade de l'hôpital, 39 ans, néphrite interstitielle chronique droite et gauche. Opération le 10 avril 1893.
Néphropexie bilatérale. Maladie de Bright reconnue peu avant
l'opération à durée antérieure inconnue.

A la sortie de la malade, six semaines après l'opération, il
n'y a pas d'amélioration. La malade n'a pas été revue.

OBSERVATION V

George EDEBOHLS, *loc. cit.*

Mme M. M..., adressée par le docteur R. G. Viener, 28 ans,
néphrite chronique diffuse droite avec formation d'un grand
kyste, le rein gauche est probablement malade. Opération, 2
mai 1893, incision du rein droit et évacuation du contenu du
kyste. Suture de la plaie du parenchyme rénal. Maladie de
Bright chronique, durant depuis plusieurs années. D'après le
docteur Viener, la néphrite a persisté après l'opération. Le docteur Viener m'écrit le 7 novembre 1901, que Mme M. M. est
morte le 31 mai 1901, après une hystérectomie abdominale faite
par le docteur A.... ; elle a eu son rein gauche enlevé, il y a
5 ans par le docteur B. Cette malade a donc vécu 8 ans après
mon opération, et les cinq dernières années avec le seul rein

que j'avais opéré. 'A la fin, elle a eu de la néphrite, mais pas suffisamment inquiétante pour contre-indiquer l'opération dont elle est morte.

OBSERVATION VI

GEORGE EDEBOHLS, *loc. cit.*

Mlle L. G..., adressée par le docteur B. R. Morrat, 22 ans, néphrite interstitielle chronique gauche, rein droit sain. Opération, 2 janvier 1896. Néphropexie bilatérale. Maladie de Bright, reconnue peu avant l'opération, a disparu d'une façon permanente 3 mois après l'intervention. Le 21 novembre 1901 l'urine est normale et la santé parfaite.

OBSERVATION VII

GEORGE EDEBOHLS, *loc. cit.*

Mme F. V..., adressée par le docteur P. G., 42 ans. Néphrite interstitielle chronique droite. Néphropexie droite le 1er avril 1897. La malade a été constamment en traitement pour néphrite chronique pendant 6 ans avant l'opération. L'urine devient normale un an après l'opération et l'est restée depuis le 30 octobre 1901, l'urine est normale et le sujet en parfaite santé.

OBSERVATION VIII

GEORGE EDEBOHLS, *loc. cit.*

Mlle S. O..., adressée par le docteur J. A. Strong, 20 ans, néphrite interstitielle chronique gauche, rein droit sain. Le 10 janvier 1898, néphropexie bilatérale. La maladie de Bright a été découverte accidentellement peu de temps avant l'opération. L'urine devient normale un mois après l'opération et l'est restée depuis ; le 24 octobre 1901, l'urine est normale et le sujet en parfaite santé. C'est la première malade opérée de propos délibéré pour la guérison de maladie de Bright chronique.

OBSERVATION IX

GEORGE EDEBOHLS, *loc. cit.*

Mme F. B..., adressée par le docteur J. M. Egan, 38 ans, néphrite interstitielle droite et gauche. Le 14 juin 1899, néphropexie bilatérale. Maladie de Bright chronique, reconnue plusieurs mois avant l'opération. Durée de la maladie, avant le moment où l'on fit le diagnostic, inconnue. L'urine devient pour toujours normale, cinq mois après l'opération.

Le 26 octobre 1901, l'urine est normale et la malade jouit d'une santé parfaite.

OBSERVATION X

GEORGE EDEBOHLS. *loc. cit.*

A. Van W..., adressé par le docteur R. B. Morrad, 45 ans, néphrite interstitielle chronique gauche, rein droit sain. Le 6 mars 1899, néphropexie bilatérale. Maladie de Bright reconnue peu de temps avant l'opération. L'urine devient pour toujours normale quatre mois après l'opération. Le 25 octobre 1901, l'urine est normale ; il n'y a que la présence de cristaux uriques très abondants. Le malade est goutteux, mais sa santé reste bonne par ailleurs.

Observation XI

Georges EDEBOHLS. *loc. cit.*

Mme C. G..., malade de l'hôpital, 42 ans, néphrite interstitielle chronique droite (rein gauche ?). Maladie de Bright reconnue 5 mois avant l'opération. L'albumine et les cylindres ont presque disparu de l'urine à la sortie de la malade, cinq semaines après l'opération. La malade n'a pas été revue.

Observation XII

Georges EDEBOHLS, *loc. cit.*

Mme L. J., malade de l'hôpital, 26 ans, néphrite interstitielle chronique droite ; rein gauche sain. Le 15 mai 1899, néphropexie bilatérale. Maladie de Bright chronique, reconnue seulement six mois avant l'opération. Pas de changement 4 semaines après l'opération quand la malade quitta l'hôpital. — On ne l'a pas revue.

Observation XIII

Georges EDEBOHLS, *loc. cit.*

Mme S. E.. 28 ans, néphrite interstitielle chronique droite, rein gauche sain. Le 4 novembre 1895, néphropexie bilatérale. Durée de la maladie de Bright avant l'opération, inconnue. Quatre semaines après l'opération pas de changement dans l'urine. La malade n'a pas été revue. — Elle mourut après une opération pour grossesse tubaire droite, rompue un an après la néphropexie. Les docteurs S. J. Metzer et J. Brettaner qui lui donnèrent les soins dans sa dernière maladie m'informent qu'il n'y avait pas alors de maladie de Bright chronique ; l'urine était parfaitement normale.

OBSERVATION XIV

GEORGE EDEBOHLS, *loc. cit.*

Mlle R. H., adressée par le docteur J. F. Blanvelt Myak (N.-Y.), 22 ans, néphrite interstitielle chronique gauche et périnéphrite aiguë ; rein droit normal. Opération le 5 novembre 1900. Néphropexie bilatérale. La maladie de Bright a été découverte accidentellement juste avant l'opération. L'urine devient pour toujours normale, deux mois après l'opération. Le 15 novembre 1901, l'urine est parfaitement normale et le sujet jouit d'une santé parfaite.

OBSERVATION XV

GEORGE EDEBOHLS, *loc. cit.*

Mlle M. D., malade de l'hôpital, 19 ans, néphrite interstitielle droite et gauche. Le 30 novembre 1900, néphropexie droite ; le 19 avril 1901, néphropexie gauche. La maladie de Bright a été découverte juste avant la néphropexie droite ; elle persista jusqu'à la néphropexie gauche. Cinq mois après cette dernière opération, tout signe de néphrite avait disparu. Le 22 octobre 1901, l'urine est normale.

Observation XVI

GEORGE EDEBOHLS, *loc. cit.*

Mme L. K., adressée par le docteur Ruhl, 23 ans, néphrite chronique diffuse droite et gauche avancée. Le 8 avril 1901, néphropexie bilatérale. La mère de la malade est morte à 40 ans et sa sœur unique à 27 ans, toutes deux de maladie de Bright chronique. La malade elle-même a été en traitement pour maladie de Bright pendant plus d'une année. Le docteur Ruhl a proposé une opération pour la guérir du mal de Bright. Le 29 octobre 1901, il y a une amélioration notable dans l'analyse des urines. L'albumine est d'un tiers diminuée et les cylindres sont moins nombreux. La malade est améliorée à tous les autres points de vue.

Observation XVII

GEORGE EDEBOHLS, *loc. cit.*

Mme R. K., adressée par le docteur Ruhl, 31 ans, néphrite interstitielle chronique droite et gauche. Le 15 avril 1901, néphropexie bilatérale. La maladie de Bright a été reconnue peu avant l'opération. Le 4 novembre 1901, l'urine est normale, excepté l'abaissement du poids spécifique.

Observation XVIII

GEORGE EDEBOHLS, *loc. cit.*

Mlle J. H., adressée par le docteur J.-H. Mac Guiéré, 33 ans, néphrite diffuse chronique droite et gauche, avec formation kystique dans le rein gauche. Le 6 mai 1901, néphropexie bilatérale. La maladie de Bright chronique a été découverte accidentellement un an avant l'opération. Un morceau de tissu rénal enlevé à l'opération montra une néphrite chronique avancée à l'examen microscopique pratiqué par le professeur H. T. Brooks. L'amélioration commença aussitôt après l'opération et le 5 novembre 1901, le professeur Brooks rapporte que l'urine montre de très légères traces de troubles rénaux.

OBSERVATION XIX

GEORGE EDEBOHLS, *loc. cit.*

Mme M. S..., adressée par le docteur T. Wardon (Galnout Canada), 33 ans, néphrite parenchymateuse chronique droite et gauche. Le 17 octobre 1901, incision de la capsule propre des deux reins. La maladie de Bright dure depuis 5 ans. L'opération a été conseillée par le docteur Howitt (Guelph ont-Canada) en consultation avec le docteur T. W. Vardon, médecin de la malade. Celle-ci était moribonde au moment de l'opération.

L'albumine fut trouvée pour la première fois en 1896. Depuis, une grossesse qui s'est terminée le 5 mai 1899 par la naissance d'un enfant à terme. Cette femme a souffert continuellement de la maladie de Bright chronique qui suivit son cours ordinaire en dépit de tous les soins et du régime que la fortune de la malade lui permettaient de suivre. Vers le 20 septembre 1901, cette femme a été vue par le docteur H. Hordit, en consultation avec le docteur Vardon. Le docteur Hordit, dont j'ai eu le grand plaisir de faire la connaissance à l'occasion d'un récent voyage au Canada, et à qui j'avais donné quelques détails sur mon expérience de traitement opératoire de la maladie de Bright, a eu le courage d'assumer la responsabilité de m'adresser la malade. Dans une lettre du 23 sep-

tembre, le docteur Vardon décrit la situation de la malade en
ce moment. La malade émet 27 onces d'urines par jour. Le
poids spécifique est de 1020 grammes, l'urine contient de 50
à 70 centigrammes d'albumine et d'abondants cylindres. Il
y a de l'œdème des membres inférieurs et un peu de liquide
dans l'abdomen. Le pouls est à 100, la température de 99 à
100,3.

La femme s'asseoit 2 ou 3 heures par jour et peut marcher
un peu. Il y a bouffissure intermittente de la face. Pas de céphalée depuis plusieurs semaines. L'avis du docteur Hordit
ne fut suivi qu'après un certain retard pendant lequel la malade baissa rapidement, en dépit du traitement intensif. La
quantité d'urine diminua jusqu'à ce que, deux semaines avant
l'opération, la malade n'émît seulement que 10 à 12 onces
par 24 heures.

Le 12 octobre, on incisa en plusieurs fois la peau tendue
des deux extrémités pour permettre à l'œdème de s'échapper
et le 15 octobre, 2 gallons ½ ont été retirés du ventre par aspi·
ration. Ces interventions ont été conseillées par le docteur
Howitt et exécutées par le docteur Vardon, pour préparer la
malade à l'opération.

Je vis la malade pour la première fois le jour de l'opération,
le 17 octobre 1901. Sa face présentait la pâleur et la bouffissure caractéristique du mal de Bright avancé ; elle était com·
plètement œdématiée et incapable de respirer dans la position couchée, étant obligée de rester assise dans son lit. Pouls,
120 à la minute, température un peu au-dessus de 100 F.
Respiration 30 par minute. Œdème des lobes inférieurs des
deux poumons. Il était évident que la fin approchait.

Avec quelques inquiétudes sur l'issue de l'opération, celle-
ci fut faite à l'hôpital de Glaid avec l'aimable et utile assis-
tance des docteurs Howitt et Vardon. Le docteur J. S. Var-
dian administra habilement l'éther. L'hémorragie fut minime

mais la sérosité sortait de tous les tissus à la coupe. Les temps étaient rendus difficiles par la profondeur de la plaie à cause de l'œdème qui l'entourait. L'excision de la capsule propre des deux reins fut faite aussi vite que possible. Les deux reins étaient considérablement agrandis et nous présentaient tous les caractères de la néphrite parenchymateuse très avancée, formant un exemple typique de ce qu'on appelle le gros rein blanc.

La malade fut rapportée dans sa chambre 45 minutes après l'avoir quittée. Ce temps avait suffi pour l'anesthésie, le nettoyage du champ opératoire, l'opération des deux reins et l'application du pansement. Quelques fils de soie furent placés pour assurer le drainage de la sérosité et les plaies furent fermées par suture. Le drainage fut enlevé par le docteur Vardon après quelques jours et les incisions guérirent par première intention.

Quelques jours après l'opération, l'état général resta très alarmant et même s'aggrava ; la température resta à 103,8 F. avec un pouls de 132, et 40 respirations à la minute. Le 5ᵉ jour après l'opération l'amélioration se fit lentement, mais chaque jour s'amenda. Le montant des urines pour les dix jours qui suivirent l'opération varia entre 2 et 15 onces, avec un total de 92 onces pour les dix jours. A partir du cinquième jour, la quantité quotidienne d'urine augmenta rapidement, jusqu'à à atteindre 44 onces le 20 novembre et 55 onces le 36ᵉ jour après l'opération. Ces faits concernant l'urine ont un intérêt spécial ; ils soutiennent la conception que j'ai exprimée sur le mode d'action de mon opération. Les dernières nouvelles reçues du docteur Vardon le 1ᵉʳ décembre 1901 disent que l'hydropisie générale et l'œdème pulmonaire ont graduellement disparu ; il y a cependant une tendance à l'accumulation des liquides dans l'abdomen qui suggère l'hypothèse d'une cirrhose du foie qui complèterait la néphrite chronique.

Mme S. peut reposer et dormir dans la position horizontale sans oreillers et sans la moindre gêne. Elle gagne en force, n'a aucune douleur dans la tête ni dans les autres parties du corps. Elle sent, mange et dort bien. Le teint est meilleur (j'espère la lever cette semaine). La quantité d'albumine dans l'urine est de 40 à 50 centigrammes, au lieu de 50 à 70 centigrammes avant l'opération. Les cylindres de toutes sortes, grands et petits, hyalins et granuleux, épithéliaux et mélangés, sont actuellement en grande abondance. La quantité de l'urine émise pendant le mois de novembre est de 1.300 onces dont 390 furent émises pendant les 10 premiers jours du mois, 444 pendant les seconds dix jours et 466 pendant les 10 derniers jours. La densité a varié entre 1014 et 1025, mais le pourcentage de l'urée est le même. Malheureusement une pyélite droite aiguë s'est développée le 5 décembre et l'issue de cette affection est toujours douteuse actuellement.

OBSERVATION XX

GEORGE EDEBOHLS, *British Med. Journol*, 8 novembre 1902, p. 1510

Trad. *in extenso*, *in* thèse Le Nouënne

Néphrite hémorrhagique. Décapsulation des deux reins dans la même séance

Femme mariée, 68 ans. Grave attaque d'influenza en janvier 1900, suivie d'albuminurie avec cylindres. Grave et persistante hématurie. Vue le 7 mars 1900. Malade urémique, urines noires avec sang. Rein droit 3 ou 4 fois augmenté de volume, déplacé, mobile, sensible à la pression sur une surface de quatre inches. Rein gauche deux fois augmenté de son volume, déplacé, non douloureux à la pression.

L'examen de l'urine par le professeur Brooks montre des

cellules de toutes variétés en abondance et une grande quantité de sang. Le diagnostic du professeur Brooks est « hémorragie rénale, tumeur ou pierre ». Le diagnostic clinique est tumeur du rein droit.

Opération le 8 mars 1900 sous l'anesthésie par l'oxygène et l'oxyde « nitrous ». Incision lombaire bilatérale. Rein droit présente trois fois son volume normal, est noirâtre de congestion, dur et infiltré de nombreuses extravasations sanguines. Aucun symptôme de pierre ni de tumeur à une soigneuse exploration du rein découvert. Rein gauche présente deux fois son volume normal, est d'ailleurs dans les mêmes conditions que le rein droit avec en plus trois kystes dont le plus volumineux a trois centimètres de diamètre. Néphrite très accentuée des deux organes.

Le plus volumineux des kystes fut enlevé et les deux plus petits ponctionnés. La décapsulation des deux reins et la fixation au moyen de la capsule détachée furent ensuite pratiquées. L'hémorragie rénale cessa immédiatement et définitivement après l'opération. Les cellules et l'albumine dans les urines avec l'urémie et occasionnellement le coma urémique persistèrent durant les deux premières semaines après l'opération et finirent par disparaître. Après 3 semaines la malade fut considérée comme guérie et se leva.

Le 29 mars 1900, elle contracta une pneumonie, résultat d'une exposition aux courants d'air. Il survint un œdème aigu du poumon auquel elle succomba le 4 avril 1900.

L'examen après la mort montra le rein gauche revenu à son volume normal, le rein droit légèrement augmenté de volume, les 2 reins bien portants en apparence. Une section des 2 reins ne montra ni pus, ni pierre, ni tumeur.

L'examen microscopique par le professeur Brooks montra que les 2 reins étaient normaux.

OBSERVATION XXI

GEORGE EDEBOHLS, *loc. cit.* – Dégénérescence polykystique du rein et
néphrite diffuse chronique. Décapsulation des deux reins

Femme mariée, âgée de 36 ans, souffrant de maladie de
Bright chronique, mobilité des deux reins ; appendicite chronique, rétroversion de l'utérus, hernie inguinale droite. Le
16 avril 1902, ablation de l'appendice vermiforme à travers
une incision lombaire droite. Décapsulisation des deux reins
et néphropexie bilatérale. Périnéphrite chronique et épaississement de la capsule propre des 2 côtés. Excision totale des
deux capsules graisseuses. Les 2 reins sont légèrement aug-
mentés de volume, un peu durs et lobulés. Le rein gauche
présente en plus de nombreux kystes séro-sanguins de la
grosseur d'un pois, dispersés à travers l'organe. L'examen
d'une petite pièce, enlevée du rein, par le professeur Brooks,
montre les caractères histologiques de la néphrite diffuse, avec
modifications parenchymateuses marquées.

La convalescence a été troublée par une attaque de pneumonie et une légère infiltration d'urine dans la profondeur d'une
des plaies, qui fut ouverte et guérit par granulation.

Le 19 mai 1902, curettage de l'utérus, amputation du col,
raccourcissement inguinal des ligaments ronds et cure radi-
cale de la hernie inguinale droite. Quand la malade quitta
l'hôpital le 20 juin 1902, sa santé était bonne et continuait à
s'améliorer. On ne peut encore parler des résultats défini-
tifs.

OBSERVATION XXII

RAMON GUITERAS (N. Y.). *The New-York Medical Journal*, 17 mai 1902, p. 847.
Traduit *in* thèse Le Nouënne

Mon premier malade est un boulanger, âgé de 79 ans. Il me fut amené comme ayant une hypertrophie prostatique pour que je lui enlève la prostate. Les principaux symptômes sont maux de tête, fréquentes mictions (7 à 8 fois pendant le jour, 7 à 8 fois pendant la nuit).

A l'examen, je trouve un homme d'une stature moyenne, bien nourri, sans trop d'œdème sauf sous les yeux, où une bouffissure marquée de la peau se montre. On ne peut palper les reins. Les organes génitaux externes sont normaux, la prostate paraît par le rectum légèrement augmentée, l'urèthre est de calibre normal. L'examen de la vessie montre la présence de deux onces d'urine résiduale ; mais autrement il est négatif. L'analyse d'urines de 24 heures donne le **résultat suivant** :

Quantité, 95 onces ;
Réaction acide ;
Poids spécifique, 1.016
Urée, 1, 27 % ;
Albumine, 0,125 centigrammes pour un litre.

Les sédiments montrent des épithéliums de la vessie et du bassinet et de nombreux cylindres hyalins et granuleux. Le malade souffrait donc d'une néphrite chronique en plus de son hypertrophie prostatique. La vessie était dans de bonnes conditions, non enflammée et contenait seulement 2 onces de résidu urinaire.

Ici se posait un problème intéressant. Le principal danger de la prostatectomie réside dans l'état des reins. Il est important que les reins soient sains avant de tenter une opération. Il me parut donc logique d'opérer d'abord les reins et après les avoir améliorés autant que possible, d'opérer la prostate.

Donc les reins ont été exposés par des incisions lombaires verticales. Pour les deux reins, la capsule graisseuse fut trouvée adhérente. Les pédicules étaient courts et à cause de cela les reins ne purent pas être sortis de la plaie lombaire, comme on en avait l'intention. La capsule propre n'était pas très adhérente au parenchyme. On ne s'est servi que deux fois des ciseaux. Les reins étaient tous deux mous, gris sombre ou noir bleuâtre. Il y a eu un suintement de sang considérable de la surface dénudée. La capsule propre a été séparée de la capsule graisseuse au moyen des ciseaux courbes. Les reins sont alors replacés et la capsule propre, le fascia et la peau suturés séparément.

L'urine a diminué à peu près de moitié pendant les quelques jours qui suivirent l'opération. La couleur était foncée, le poids spécifique élevé, et il y avait une grande quantité de globules rouges, de cellules épithéliales et de cylindres.

Le dernier spécimen obtenu un mois après l'opération montre une réaction acide, un poids spécifique de 1015, de l'urée en quantité de 2,1 %, de légères traces d'albumine, pas d'épithélium rénal, peu de cylindres hyalins et granuleux.

La guérison du malade s'est produite sans incidents. Les plaies réunirent par première intention et le malade se leva au bout de deux semaines.

L'amélioration montrée par l'urine était plus grande que celle qu'on pouvait attendre d'un homme de cet âge. Le temps seul dira si cette amélioration continuera et mènera à une guérison ou bien si l'état deviendra fixe après une amélioration passagère.

Je dois ajouter que les symptômes prostatiques ont tous disparu et que le malade urine normalement.

Observation XXIII

RAMON GUITERAS, *loc. cit.*

Le second cas était celui d'une femme de 35 ans qui présentait des signes très nets de maladie de Bright, plus nets que ceux présentés par le premier malade. Elle se plaignait de douleurs dans le côté droit de l'abdomen et les lombes, de maux de tête et de troubles gastriques depuis plusieurs mois. L'examen montra que son cœur et son poumon étaient normaux, son pouls de 90, plein et fort, les artères saines. La température était de 98,2 à 98,6 F. L'urine était claire, acide, d'un poids spécifique de 1026, contenant beaucoup d'albumine, de cylindres hyalins, granuleux et épithéliaux ; de l'épithélium rénal. Malheureusement on n'a pas fait l'examen quantitatif de l'urée.

A la palpation, on trouve un rein mobile et, sachant de mon expérience et de l'expérience d'autres chirurgiens, que les reins mobiles sont susceptibles de devenir infectés de néphrite qui peut être améliorée par l'ouverture de la capsule, son excision partielle et sa fixation, tant au point de vue de la mobilité rénale que de la néphrite, je fis la néphropexie sur le côté atteint, dans le but de faire disparaître les symptômes et de guérir si possible la néphrite.

Cette malade a été opérée il y a deux semaines et elle est en très bon état. Je publierai dans une communication ultérieure la suite de son histoire.

Observation XXIV

Boston Medical and Surgical Journal, 23 octobre 1902
Le docteur T. A. CABOT rapporte deux cas de décapsulation des reins
Traduite par Le Nouënne, *in* thèse Paris 1903

L'homme dont les symptômes firent croire à la néphrite interstitielle a eu six convulsions la semaine qui précéda l'opération. Il resta dans un état de stupidité et parfois de délire jusqu'au moment de l'opération. L'opération fut faite sous l'éther et dura un peu plus d'une demi-heure. Elle fut bien supportée et le malade s'est bien relevé de l'anesthésie. Le soir il a eu une courte convulsion, mais à partir de ce moment la convalescence a suivi son cours régulier. Tandis que, avant l'opération, le sujet mangeait très difficilement, aussitôt après il eut de l'appétit. Les plaies guérirent rapidement et en moins d'un mois le malade put se lever un peu tous les jours.

Huit jours après que ce cas a été rapporté, le sujet est mort subitement, sans prodrome, ayant été aussi bien portant que d'habitude, à l'exception de la réapparition de l'intermittence et de l'irrégularité dans le pouls. Un examen partiel a été fait du cadavre.

L'état des reins a été trouvé très artério-scléreux. Le cœur était dilaté et fixé solidement au péricarde comme à la suite d'une péricardite adhésive.

Observation XXV

A. T. CABOT, *loc. cit.*

Ce cas, qui est celui de la malade traitée à l'hôpital, est montré à l'assemblée. La femme était pâle, atteinte d'œdème avec beaucoup d'ascite. Elle supporta très bien l'opération et l'amélioration suivit immédiatement l'intervention. Elle fut ce-

pendant moins marquée que dans le cas de l'homme. Le mal
de tête persistant disparut et l'ascite qui avait dû être aspirée
quelque temps avant l'opération, fut plus lente qu'autrefois
à se reformer. La femme pouvait prendre de la nourriture et
gagnait des forces.

Après les deux opérations, la quantité de l'urine augmenta
et le nombre des cylindres diminua. Dans aucun des cas les
cylindres et l'albumine n'ont disparu complètement.

OBSERVATION XXVI

J. W. ELLIOT, Boston Medical and Surgical Journal, octobre 1902
In thèse Le Nouënne

Un homme transporté du service du docteur Cutler a eu
des convulsions, des vomissements et de l'œdème et est venu
chez nous dans un très triste état.

Il y avait au moins 2 inches de tissus œdématiés dans le
dos. Quand nous avons incisé les reins, le suintement de
sang a été abondant ; plusieurs des vaisseaux rencontrés sai-
gnaient comme une artère radiale. L'un des reins était double de son volume normal, placé dans un tissu gros, enflam-
mé, dans lequel il y avait beaucoup de vaisseaux sanguins.
Un morceau de rein fut excisé et envoyé au docteur Wright
qui déclara que c'était une néphrite glomérulaire subaiguë,
type qui est réputé mauvais pour le traitement opératoire. La
capsule des deux reins fut complètement enlevée. Depuis
l'opération, le malade s'est beaucoup amélioré. L'œdème et
les maux de tête ont disparu. Le sujet n'a pas eu de convulsions et se sent dans un état de santé magnifique. La tension
sanguine semble avoir baissé, la quantité d'urée semble un
peu inférieure à la normale, mais sans rien de remarquable

pour un homme alité ; nous ne lui avons pas encore permis
de se lever. L'amélioration a commencé après 2 semaines.

Observation XXVII

J. W. ELLIOT, *loc. cit.*

Un enfant vu avec le docteur Cutler est opéré par le docteur Brooks devant moi. C'était un cas de néphrite post-scar-
latineuse. A l'opération il n'a pas été prélevé de substance rénale pour le diagnostic. On devrait toujours le faire, car le
diagnostic par les urines ne nous donne aucune indication certaine quant au type de la néphrite. Il n'y a guère eu d'amélioration à la suite de l'opération, sauf que le malade paraît
plus brillant.

Observation XXVIII

Néphrite chronique bilatérale. Décortication des deux reins. Mort subite le soir
de l'opération. Observation prise dans le service du Dr Sorel

In thèse Le Nouënne

J. René, âgé de 36 ans, entre le 10 octobre 1902 dans le service du docteur Sorel. Antécédents héréditaires, tuberculeux.
Pas de maladie antérieure. A été pris, il y a 6 mois, de douleurs dans les épaules et les cous-de-pied. N'a jamais souffert
dans la région lombaire, mais présente depuis un temps in-
déterminé de la bouffissure de la face, surtout le matin, des
fourmillements dans le bras droit, de l'oppression, des épistaxis bénins.

Depuis quinze jours, cet homme souffre de violents maux
de tête et présente de l'œdème des jambes qui a disparu depuis qu'il est au repos.

A l'examen, on ne constate d'œdème ni des membres inférieurs ni de la paroi abdominale. Il y a un peu de bouffissure autour des yeux.

La région lombaire est douloureuse à la pression, des deux côtés, mais on ne peut sentir ses reins. Pouls régulier à 110. Rien au cœur ni aux poumons.

L'analyse des urines, faite par M. Dominique, donne les résultats suivants.

Albumine, au litre, 8 gr. 60.

Sédiments
- Pas d'éléments minéraux.
- Rares cellules épithéliales.
- Corpuscules sanguins / Leucocytes } assez nombreux.
- Nombreux cylindres hyalins surtout mixtes
- Bactéries.

Le malade est soumis au régime lacté. Il urine environ un litre par jour. Depuis déjà 10 jours le sujet était au régime du lait. L'état reste le même sauf que l'albumine, après avoir d'abord augmenté, diminue. La céphalée et la dyspnée persistent.

Le 18 octobre, le docteur Sorel pratique la décortication des deux reins. Il est difficile de faire sortir les reins à cause de l'embonpoint du sujet. La décortication elle-même se fait au contraire facilement. Les reins sont gros, mous, granuleux. On met un drain dans chacune des plaies et on les ferme par une suture en 8 de chiffre, qui prend les muscles et la peau, l'opération a duré une heure.

Après son réveil, l'opéré se trouve bien, cependant il est pâle et transpire beaucoup. Il dort quelques heures dans l'après-midi. Le soir, vers 11 heures, il se plaint de souffrir beaucoup dans la région lombaire et on lui fait une piqûre de morphine. Après quelques instants il demande à boire ; à minuit, il pousse un cri, pâlit subitement et tombe sans connaissance. Malgré la caféine, l'éther, la respiration artificielle, il fut impossible de le ranimer.

L'opéré avait uriné quelques heures avant de mourir.

Autopsie, 36 heures après la mort. Les sutures sont en bon état. On extrait les reins par les plaies lombaires. Le droit pèse 115 grammes et le gauche 135, les artères et les veines rénales ainsi que les uretères sont examinés par l'abdomen et paraissent normaux et sans déchirure.

A la coupe, le rein droit est pâle, le foie est normal. On ne voit rien de pathologique à l'examen de l'intestin et de la rate. Pas de sang dans la cavité abdominale. La vessie contient de l'urine et paraît normale.

Pour des raisons spéciales, il a été impossible de faire l'examen des organes thoraciques. Voici le résultat des études du docteur Nicolle, professeur à l'Ecole de médecine de Rouen. Les deux reins présentent également les lésions les plus avancées de sclérose rénale (néphrite) interstitielle. Le tissu épithélial est presque entièrement disparu ; il ne reste presque plus de glomérule. A la place de ces éléments nobles, il existe un tissu conjonctif dense. Les artères sont prises (endo et péri-artérite). En somme, néphrite interstitielle à un degré difficilement compatible avec la vie.

OBSERVATION XXIX

M. BAKES, *Centralblatt für Chirurgie*, avril 1904

Individu atteint de néphrite chronique dont l'origine n'a pu être élucidée ; le malade entre à l'hôpital avec de l'œdème des membres inférieurs, de l'ascite, de la dyspnée et l'examen des urines montre à côté de nombreux cylindres huit grammes d'albumine par litre. Cela étant, on fait l'opération d'Edebohls et on décortique en une seule séance les deux reins qui étaient gros et blancs. Les suites opératoires sont bonnes ; pendant quinze jours l'état du malade reste stationnaire. Mais à partir de ce moment, la situation s'améliore, l'œdème disparaît lentement, le malade prenant des diurétiques doux ; l'albumine diminue pour osciller entre trois et cinq grammes par litre. Un mois plus tard, complètement rétabli, il quitte l'hôpital. Deux mois après, on le revoit et sa santé ne laisse rien à désirer, si ce n'est qu'un écart de régime ramène l'œdème des jambes. A l'examen des urines, ou trouve 4 grammes par litre d'albumine. Huit mois plus tard, c'est-à-dire onze mois après l'opération, l'état du malade est parfait, ses jambes n'enflent plus et il a pu reprendre son travail.

OBSERVATION XXX

MM. PASTEAU et ERZBISCHOFF, *Société Médicale des Hôpitaux*, 6 mai 1904

Une femme, âgée de 21 ans, entre à l'hôpital dans le service de M. le Professeur Guyon, dans un état très grave, avec 30 grammes d'urine par 24 heures, s'accompagnant d'hématurie rénale bilatérale. On pratique sur elle la décortication des deux reins, en une seule séance.

Dès le jour de l'intervention, les vomissements cessent, le sang et les cylindres granuleux disparaissent des urines ; la quantité d'urine éliminée monta de 30 grammes à 650 et 800 grammes ; l'état général changea et actuellement, c'est-à-dire depuis 4 mois, la malade ne suit aucun régime spécial. Les symptômes de néphrite ont sinon disparu, tout au moins diminué considérablement d'intensité ; la malade a repris sa vie ordinaire.

Les auteurs en concluent que dans certains cas de néphrite, une intervention chirurgicale est capable non seulement de sauver la vie des malades, mais encore d'améliorer leur état dans de notables proportions.

OBSERVATION XXXI

M. SIPPEL, *Centralblatt für Chirurgie*

Une femme de 35 ans, multipare, dont le dernier accouchement remonte treize ans en arrière, ayant subi il y a 3 ou 4 ans l'énucléation d'un fibro-myome sous-muqueux, est prise d'éclampsie grave au 7ᵐᵉ mois de sa grossesse. La situation est tellement grave qu'on juge nécessaire de vider l'utérus. Cette intervention ne donne aucun résultat, l'anurie reste complète, le coma persiste et la malade meurt 40 heures après l'accouchement.

A l'autopsie, le rein droit est violacé, congestionné, considérablement augmenté de volume et à tel point tendu, qu'en incisant la capsule elle se rétracte vers le hile, par suite d'une énucléation spontanée de la glande. L'anurie a eu pour point de départ la compression de l'uretère par l'utérus gravide, suivi de stase véneuse étranglant le rein dans sa capsule ; par suite du réflexe réno-rénal, le deuxième rein s'arrêta de fonctionner, amenant l'anurie complète.

L'étranglement du rein droit avait atteint un tel degré qu'il persista après l'accouchement, bien que celui-ci ait fait cesser la compression de l'uretère.

L'auteur en conclut qu'une néphrocapsulectomie pourrait peut-être terminer heureusement une attaque d'éclampsie, en supprimant l'agent de l'étranglement, c'est-à-dire la capsule. Nous devons ajouter que cette vue de l'esprit trouve confirmation dans l'observation très intéressante publiée par Edebohls, qui pratiqua la décortication par son procédé habituel.

OBSERVATION XXXII

M. NICOLICH, *Association Française d'Urologie*, octobre 1905

Malade atteint d'hématurie totale avec un rein unique, décortication de ce rein. Guérison.

OBSERVATION XXXIII

M. GIORDANO, *loc. cit.*

Malade à laquelle il avait pratiqué sept ans auparavant
la néphrectomie à gauche pour tuberculose. Décortication du
rein droit en plein coma urémique. L'intervention fut suivie de
guérison, se maintenant encore aujourd'hui, après deux ans.

OBSERVATION XXXIV

M.M. HENRI CLAUDE et PIERRE DUVAL, *Presse Médicale*, février 1905

Malade, âgée de 51 ans, artério-scléreux, ayant un gramme
d'albumine dans les urines, présente des symptômes d'insuffisance rénale, céphalée, dyspnée, torpeur cérébrale, bruit de
galop pression artérielle de 30 centimètres, amblyopie liée à
une rétinite albuminurique.

L'étude fonctionnelle du rein indique une perméabilité diminuée, mais encore satisfaisante. Décortication du rein droit.
On note à la suite une élévation considérable des éliminations
appréciées par la cryoscopie et par l'analyse chimique. L'urée
notamment s'éleva jusqu'à 48 grammes par jour ; puis, peu à
peu, les éliminations reviennent à un taux normal par rapport
au régime alimentaire. L'état général s'est amélioré sensible-

ment ; l'albumine est tombée à des traces indosables. Les phénomènes urémiques ont complètement disparu. La pression artérielle est descendue à 22 centimètres ; enfin, l'amblyopie a diminué ; l'examen oculaire montre la disparition des hémorragies rétiniennes constatées avant l'opération.

OBSERVATION XXXV

MM. Henri CLAUDE et Pierre DUVAL, *loc. cit.*

Malade âgé de 31 ans, présentant des accidents urémiques extrêmement graves (anurie, dyspnée, vomissements) survenus au cours d'une néphrite saturnine de date ancienne. On note pendant les jours qui précédent l'opération des signes d'affaiblissement cardiaques, indices d'une affection péricardique qui ne se révéla d'une façon certaine que le lendemain de l'opération. Malgré cette complication, le malade supporte bien l'intervention ; les éliminations augmentent peu à peu ; les accidents urémiques diminuent, mais le quatrième jour, surviennent subitement des symptômes de congestion aiguë du poumon, liée vraisemblablement à la péricardite et qui provoque la mort en quelques heures. Nous en concluons que la décortication d'un seul rein suffit à déterminer une augmentation notable des éliminations et un abaissement de la pression artérielle ; l'activité fonctionnelle s'accroît donc avec un travail moindre du cœur. La décortication semble donc particulièrement indiquée chez les sujets atteints de néphrite chronique scléreuse, dont les reins sont encore relativement perméables, mais peuvent être frappés d'insuffisance sous l'influence de poussées aiguës congestives. La décortication, en libérant des parties restées saines du parenchyme de ces organes, facilite la circulation et permet un meilleur fonctionnement du rein.

Observation XXXVI

M. SOREL (de Dijon), *Archives provinciales de Chirurgie*, février 1905

Ovarite poly-kystique droite. Ablation des annexes droites 3 ans après. Néphrite calculeuse. Décapsulation des reins. Néphrotomie droite. Extraction d'un calcul rénal. Guérison maintenue un an après.

Mme G... Jeanne, 23 ans, couturière, est réglée depuis l'âge de 13 ans ; elle voit très peu, une journée. A 18 ans, elle a eu la fièvre typhoïde. En juin 1898, elle a eu une grossesse normale ; l'accouchement s'est fait à terme naturellement et les suites ont été normales. L'enfant est vivant, quoique un peu faible.

En avril 1902, autre grossesse avec nausées et vomissements fréquents ; l'accouchement et les suites ont été normales.

Au printemps 1903, elle a consulté à l'hospice général ; on lui a dit qu'elle avait de l'albumine dans ses urines, et on lui a prescrit le régime lacté. Elle a eu depuis des céphalalgies fréquentes, coïncidant avec des vomissements et des douleurs lombaires.

Dans l'intervalle des crises, la malade avait bon appétit avec constipation habituelle. Les digestions étaient à peu près normales.

Le 4 novembre, la malade a eu un étourdissement, elle est tombée par terre. Pendant la période de crises de céphalalgie, la malade a des bourdonnements dans les oreilles et voit quelquefois un peu trouble.

Examen. — Pas d'œdème des jambes, ventre souple, intestins gargouillant. A la palpation, à droite, tumeur bien arrondie, mobile au niveau des fausses côtes qui a tout l'aspect du rein. Le foie semble avoir son volume normal.

Cœur. — Pas de souffle, bruit régulier ; à la base, à gauche, le deuxième temps est plus clair, un peu métallique. Les poumons ne présentent aucune lésion. La malade urine tous les jours 1 litre à 1 litre et demi.

Analyse des urines par M. Dominique, pharmacien de l'hôpital : 999 centimètres cubes d'une urine jaune rougeâtre, trouble, à dépôt très abondant (pus).

Réaction alcaline ; densité, 1016.

Matières solides (à + 105°) .... par 24 heures		33 gr. 003
Urée	—	14 gr. 976
Acide phosphorique total	—	1 gr. 296
Chlore (en NaCl)	—	6 gr. 424
Albumine (pesée) le jour de l'arrivée au laboratoire	—	0 gr. 076
Rapport de l'urée au résidu solide	—	45 %
Rapport de l'acide phosphorique à l'urine	—	8,8 %

Sédiment
{
Leucocytes, du pus surtout.
Un peu de phosphate ammoniaco-magnésien.
Urate d'ammoniaque assez abondant.
Cellules épithéliales assez nombreuses.
Quelques corpuscules sanguins très déformés.
Cylindres non rencontrés.
Innombrables bactéries.

Recherche du bacille de Koch négative.

Opération. — 14 novembre 1903. Double décortication des reins. Néphrotomie droite et extraction de calcul.

A gauche, rein lisse, congestionné, un peu gros.

A droite, rein plus volumineux, à surface bosselée ; deux foyers d'abcès miliaires vers le milieu du rein : 1 en avant, 1 en arrière ; dans le bassinet, calcul rénal ramifié ; 3 sutures du rein à la soie, 1 drain, fixation du rein par une soie passée à travers la paroi.

Réunion de la paroi en 8 de chiffre avec des crins de Florence. Un petit drain dans la loge. Pansement aseptique.

Bon réveil ; nausées dans l'après-midi ; 1 centigramme de morphine après l'opération. 1 litre de sérum . Le soir, 1 centigramme de morphine.

14 novembre. — Dans la nuit, des nausées, peu de sommeil ; le pansement est souillé, les urines sont sanglantes.

L'après-midi, la malade a un état syncopal : 1 litre de sérum, 2 piqûres de caféine ; l'urine contient un peu moins de sang ; le pansement est souillé.

17 novembre. — La malade n'urine plus de sang ; urines de 24 heures, 1 litre. Pansement. Ablation des drains.

19 novembre. — La malade a une crise douloureuse : 1 centigramme de morphine. La peau des lombes est irritée par l'urine.

21 novembre. — Les urines sont devenues claires ; elles souillent encore le pansement.

26 novembre. — Ablation des fils, réunion des plaies lombaires. La malade a encore des crises douloureuses dans le ventre du côté droit. Elle urine encore par la plaie par une petite fistule.

5 décembre. — La malade a rendu par l'urèthre un petit calcul qui s'adapte bien au gros calcul enlevé pendant l'opération. Le soir, expulsion par l'urèthre d'un second calcul un peu plus gros et ayant fait partie vraisemblablement de la partie supérieure du gros calcul.

8 décembre. — La malade se lève ; elle ne perd plus d'u-

rine par la plaie lombaire droite qui est complètement cica-
trisée ; la plaie du côté gauche s'est réunie sans donner lieu
à l'écoulement d'urine.

17 décembre. — La malade sort en très bon état.

Analyse d'urine au moment de la sortie par M. Dominique : 1100 centimètres cubes d'une urine jaune pâle, à l'aspect trouble, à réaction acide, de densité 1012.

Par 24 heures

Matières organiques	16 gr. 50
Sels minéraux anhydres	9 gr. 57
Résidu fixe à + 1050	26 gr 07
Urée	8 gr. 73
Acide phosphorique total	0 gr. 91
Chlore au NaCl	6 gr. 65

Albumine, présence, moins de 2 décigrammes au litre.

Sédiment peu abondant	Pas d'éléments minéraux.
	Cellules épithéliales nombreuses.
	Assez nombreux leucocytes.
	Cylindres non rencontrés.
	Bactéries innombrables.

La malade a été revue ces jours-ci, presque un an après
l'opération dans un parfait état de santé.

Voici l'analyse d'urine pratiquée par M. Dominique le 14
octobre 1904.

Volume de 24 heures, 450 centimètres cubes.

Urine claire, de couleur jaune rouge (teinte 4 de Vogel) à
réaction légèrement acide, de densité 1013.

Par 24 heures

Matières organiques . . . .   8 gr.

Sels minéraux anhydres . . . .   4 gr. 30

Résidu fixe à + 1050 . . . .   12 gr. 30

Urée . . . .   4 gr. 48

Acide phosphorique anhydre total .   0 gr. 53

Chlore en chlorure de soude . . . .   2 gr. 92

Rapports centésimaux

	Rapport normal	Urine de la malade
Rapport de l'urée au résidu fixe (coeff. de Bouchard) . . .	50	36,4
Rapport des sels au résidu fixe (coeff. de Robin)	30	35
Rapport de l'acide phosphorique à l'urée	12,5	11,8

Urobiline non sensible aux réactifs.

Absence de pigments biliaires.

Absence de sucre.

Absence d'albumine

Sédiment
{
Urate de soude en granules foncés.
Cellules épithéliales diverses et nombreuses.
Quelques corpuscules muqueux.
Cylindroïdes ou cylindres moyens.
Bactéries.
}

En résumé, voici une malade dont la guérison complète a été constatée près d'un an après l'opération.

Observation XXXVII

M. Vidal, 18me Congrès de Chirurgie. Paris, 1905.

Néphrite diffuse, à prédominance probablement parenchymateuse ; albuminurie progressivement croissante, sans autres troubles immédiatement graves. Double décapsulation. Guérison se maintenant dix-huit mois après l'intervention.

J..... Madeleine, 36 ans, mariée, sans enfants et vue par moi le 10 octobre 1903. Pas d'antécédents intéressants autres qu'une scarlatine contractée à 23 ans et guérie normalement ; il n'y aurait pas eu d'albumine urinaire, bien que le régime n'ait pas été suivi. Ni syphilis, ni alcoolisme ; aucun passé génital. Il y a deux ans, la malade est prise d'épistaxis à répétition, qui durent neuf mois, et ne cèdent, dit-elle, qu'à un traitement tonique qui lui est prescrit, et dont le fer et le vin de kola, joints à une alimentation carnée abondante, auraient constitué la base.

Tout va bien pendant un an, lorsque les épistaxis reparaissent, accompagnées de crampes nocturnes très fréquentes et très douloureuses, pour lesquelles elle se traite par les bains sulfureux. Quelques vertiges assez gênants ; urines très abondantes. On redouble le vin de kola, sans le moindre succès. L'année se passe péniblement ; le travail devient difficile, avec tachycardie, dyspnée d'effort, un peu d'œdème malléolaire ; vertiges et bourdonnements d'oreilles. L'urine, analysée en juin par un herboriste, aurait contenu deux grammes d'albumine. Essai de régime lacté, toujours en concurrence avec le vin de kola.

Etat actuel (octobre 1903) : malade de facies amaigri, d'un teint laiteux tout particulier ; les paupières sont légèrement bouffies, la langue sèche et rôtie ; œdème malléolaire marqué, permanent. Dyspnée d'effort, quelques râles fins aux bases ; rythme respiratoire normal. Bruits du cœur normaux aussi, encore qu'un peu assourdis ; la pointe bat dans le cinquième espace ; matité précordiale ordinaire. Pas d'ascite ; le foie dépasse légèrement le rebord costal.

Alternatives de constipation et de diarrhée ; rien d'anormal dans l'abdomen, si ce n'est au niveau des reins, une sensibilité relative qu'on réveille à la palpation, il n'y a jamais eu ni hématurie, ni urines purulentes. Trajet uretéral non sensible à la pression, vessie souple, de capacité normale. Système génital parfaitement sain.

Examen des urines de 24 heures

Volume	1200 c. c.
Réaction	acide
Couleur	très pâle
Azote total	6 gr. 50
Acide phosphorique	3 gr. 2
NaCl	4 gr.
Albumine	4 gr. en 24 heures

Cylindres hyalins très nombreux ; ni pus, ni hématies. Urine aseptique. Recherche du bacille de Koch par centrifugation et inoculation : négative. Epreuve de la phloridzine : résultat positif, à peine sensible. Epreuve du bleu : début de l'élimination, trois heures après l'injection ; le cinquième jour, elle est encore appréciable, et ne disparaît que le huitième.

Température toujours normale.

Régime lacté, théobromine, lavements purgatifs, suivant indications.

Quinze jours plus tard, l'état est resté le même : il semble même s'être produit un léger degré d'hydro-thorax, mais l'ensemble des symptômes reste à peu près stationnaire. La diurèse s'est établie.

1600 à 1800 centimètres cubes de volume urinaire moyen ; mais l'albuminurie s'est notablement accrue : 5 gr. 5 en 24 heures, soit 1 gr. 5 d'augmentation. Le régime est continué, mais on doit bientôt permettre l'usage de quelques légumes, le lait devenant assez mal supporté. Quelques jours après, l'albumine tend à augmenter encore : 5 gr. 8 à 6 grammes (par pesée) pour atteindre 6 gr. 3 à une analyse ultérieure ; la douleur rénale est devenue spontanée à droite.

Devant la persistance et l'accroissement de ces phénomènes, qui, sans être immédiatement graves, dénotent cependant une désorganisation progressive de l'appareil rénal, déjà touché dans sa perméabilité, je songe à une intervention, destinée non pas à parer à des phénomènes toxiques aigus, mais à mettre le rein dans les conditions les plus propres à résister au processus de destruction. L'intervention est acceptée.

Opération. — Le 23 novembre 1903. Incision recto-curviligne et découverte très rapide du rein droit, sans la moindre difficulté.

L'organe est volumineux, rose foncé plutôt que rouge, de consistance particulièrement molle. Incision de la capsule, qui est décollée et réséquée. Hémorragie notable, arrêtée par tamponnement provisoire ; fermeture sans drainage de la plaie lombaire. Même manœuvre à gauche. Durée totale : vingt-six minutes.

Suites opératoires. — Réveil prompt et facile ; connaissance complète ; la malade ne ressemble vraiment en rien à une opérée du jour. Pas de miction spontanée ; on retire le soir à la sonde 100 centimètres cubes d'urine vésicale non sanglante. Albumine (non dosée). Sérum artificiel : 150 grammes. Nuit assez bonne ; deux vomissements chloroformiques.

1er jour après. — Etat général bon. Température 37° 6 ; langue humide ; miction spontanée ; plus de vomissements. Lait froid ; eau alcaline. Urine de 24 heures : 550 centimètres cubes, de couleur foncée, non sanglante ; selle spontanée.

2° jour. — Etat toujours très bon. Urine : 600 centimètres cubes ; un peu de diarrhée.

3° jour. — La diarrhée a disparu ; deux litres de lait ; quelques fruits absorbés en cachette. Urine : 1050 centimètres cubes contenant : azote total : 8 gr. 3 ; albumine : 2 gr. 5 au tube d'Esbach.

4° jour. — Urine : 1230 centimètres cubes ; l'œdème malléolaire a disparu ; la malade demande la permission de se lever qui lui est naturellement refusée.

8° jour. — Trois litres de lait, facilement absorbés ; quelques fruits et légumes verts. Urine : 1300 centimètres cubes avec :

Azote total . . . . 9 gr. 8
Albumine . . . . 1 gr. 2

12° jour. — On enlève les fils ; cicatrisation parfaite. Aucune trace d'œdème ; un peu de sensibilité rénale à la pression. Sommeil excellent. La malade se lève.

Urine : 1250 centimètres cubes. Traces d'albumine, dit l'analyse.

Depuis lors, le taux de l'élimination urinaire oscille entre 1100 et 1500 centimètres cubes en 24 heures ; l'azoturie est normale ; en correspondance assez exacte avec l'azote alimentaire. L'albumine ne disparaît pas encore complètement, oscillant entre « traces » et 0 gr. 40 environ. Régime mixte, le sujet commençant à se dégoûter du lait. Aucun médicament.

23 décembre 1903. — Epreuve du bleu. Début de l'élimination : cinquante-sept minutes après l'injection. Elle est terminée vingt-sept heures plus tard. Différence énorme, par conséquent, avec les premières constatations ; quelques traces d'albumine «difficilement dosables ».

La malade se déclare guérie et ne s'astreint que très incomplètement au régime diététique prescrit.

En juin 1904, sept mois après l'intervention, santé parfaite, travail facile et sans fatigue ; régime quelconque. Pas d'albumine.

Décembre 1904. — Urine normale. Grossesse de 4 mois environ, parfaitement supportée.

Mai 1905. — Accouchement à terme : fille de 2 kilos 900.

La recherche de l'albumine, pratiquée systématiquement tous les huit jours dans les trois derniers mois, a toujours été négative.

En résumé, double décortication dans une néphrite à prédominance probablement épithéliale, avec albuminurie croissante, mais en l'absence de phénomènes toxiques menaçants. Guérison fonctionnelle, à un an et demi de distance, ayant résisté à l'épreuve dangereuse d'une grossesse débutant seulement huit mois après l'intervention.

Observation XXXVIII

M. VIDAL, loc. cit.

Néphrite chronique bilatérale ; peu de phénomènes toxiques, mais aucune amélioration après sept mois de traitement médical. — Double décapsulation. — Guérison.

M... Marcelin, 38 ans, maraîcher, a été traité depuis quatre mois, dans le Midi, pour une lésion rénale instituée mal de Bright sur les ordonnances qu'il me montre (février 1904). Aucun antécédent autre qu'une typhoïde à l'âge de 15 ans, guérie sans incidents. Ni alcoolisme, ni syphilis. Aucune autre maladie jusqu'en février 1904. A cette époque, il ressent des fourmillements dans les extrémités, des crampes nocturnes dans les mollets et quelques maux de tête, qui l'amènent chez son médecin. Une analyse d'urine décèle o gr. 25 d'albumine par litre. Régime lacté assez rigoureusement suivi ; iodure de sodium : o gr. 05 par jour.

L'amélioration attendue ne survient pas ; les crampes persistent, la céphalalgie s'accentue et quelques vertiges apparaissent. L'urine contient alors o gr. 50 d'albumine par litre, d'après une analyse qui m'a été communiquée. Le régime lacté est rigoureux ainsi que le traitement médicamenteux.

En février 1904, l'état est le suivant : très léger œdème palpébral, sans autre localisation au reste du corps. Appareil respiratoire normal ; pointe du cœur dans le huitième espace ; pas de souffle, mais claquement sygmoïdien très bruyant et de tonalité élevée. Pouls anormalement tendu. Appareil digestif sain ; foie ne dépassant pas le rebord costal. Aucune affection antérieure des voies urinaires.

La recherche du rein détermine, à gauche, dans le sinus costo-vertébral, un peu de sensibilité vague ; rien à droite, bien qu'il y ait parfois de ce côté quelques douleurs spontanées. Trajet uretéral insensible, urèthre sain, vessie de capacité ordinaire, sans sensibilité spéciale.

Urine de vingt-quatre heures :

Volume	900 centimètres cubes.
Réaction	acide
Azote total	7 gr. 4, corresp. à l'azote aliment.
NaCl	3 gr. 5
Albumine	1 gr. 7 par pesée.

Cylindres hyalins et granuleux ; ni pus, ni sang. Urine aseptique. Examen de la perméabilité au bleu : début de l'élimination : 2 heures 15 après l'injection ; durée : trois jours et demi.

Durant trois mois, le malade suit très scrupuleusement le régime lacté absolu, et observe les précautions hygiéniques prescrites en pareil cas. Aucun résultat : on trouve une première fois 2 gr. 7 d'albumine ; 2 gr. 9 une seconde fois. Toujours des vertiges, de la céphalalgie, et une notable diminution du volume des urines, qui, malgré le régime lacté, l'emploi de la théobromine et de la lactose, tombe à 700 centimètres cubes en moyenne.

L'état général est très bon : néanmoins, devant l'insuccès du traitement médical, devant la persistance des accidents légers seuls observés jusqu'alors, devant la tendance à l'augmentation de l'albumine, je propose une intervention, destinée, dans ma pensée, à mettre obstacle à la marche progressive des lésions rénales. Elle est acceptée.

Opération le 16 avril 1904 : Décortication bilatérale des reins, extraordinairement ratatinés : « reins de poupées », déclare mon aide, rouge foncé, se décapsulant bien, avec très peu d'hémorragie. Rien dans les bassinets. Fermeture sans draînage.

Suites opératoires. — Normales. Soir : T. 37°6. On retire à la sonde 280 centimètres cubes d'urine, teintée de rose. Sérum artificiel : 200 grammes. Nuit passable, pas de vomissements.

1er jour après. — T. 37°3. Urine 380 centimètres cubes, spontanée, rosée, albumineuse.

2e jour. — Ventre un peu ballonné. Lavement glycériné et selle. Urine : 430 centimètres cubes, claire. Lait : 1 litre 500 ; un peu de douleur dans le flanc droit.

3e jour. — La douleur a disparu. Urine : 600 centimètres cubes. Lait 2 litres. Etat excellent.

5e jour. — Urine : 830 centimètres cubes contenant azote total ; albumine : 0 gr. 80.

9e jour. — Urine 1400 centimètres. Lait : 3 litres.

14e jour. — On enlève les crins. Urine : 1100 centimètres cubes; albumine : 0 gr. 75. Lait : 3 litres ; quelques fruits et légumes.

Le malade part à la campagne, et, par suite de circonstances particulières, je ne le revois qu'en décembre.

En décembre 1904, sa santé est, dit-il, parfaite ; tous les troubles ont disparu. Je fais analyser l'urine :

> Albumine : traces non dosables
> Cylindres : recherche négative.

Je renouvelle l'épreuve du bleu : début de l'élimination trente-cinq minutes après l'injection. Fin : le soir à dix heures, soit douze heures après son début.

Aucun régime particulier n'est plus suivi depuis trois mois. En juin 1905, le malade se déclare toujours en parfaite santé.

En résumé, intervention « à froid » pour des accidents d'imperméabilité rénale légers, mais persistant malgré le traitement médical, avec tendances à l'albuminurie progressive. Guérison fonctionnelle, malgré quelques traces d'albumine, persistant après quatorze mois.

OBSERVATION XXXIX

G. EDEBOHLS, rapportée par Cavaillon et Trillat, in *Gazette des Hôpitaux*, 1903.

Jeune femme de 23 ans, primipare, ayant eu la fièvre typhoïde au 4e mois de sa grossesse. Au 6e mois on voit apparaître l'albumine et à 7 mois $\frac{1}{2}$ surviennent des accidents éclamptiques assez graves pour qu'on juge utile de vider l'utérus en provoquant l'accouchement. Cette intervention amène 24 heures de détente. Les symptômes reprennent ensuite plus inquiétants que jamais. En dernier ressort, et comme pis-aller, Edebohls se décide à pratiquer la décortication bilatérale du rein.

L'opération dura exactement 23 minutes. Au point de vue anatomopathologique, l'examen des organes fait à la hâte, au cours de l'intervention, permet de reconnaître des lésions inflammatoires aiguës ainsi qu'une légère augmentation de volume. La décortication se fit sans difficulté et la résection totale de la capsule fut aussi simple que possible.

Quant aux résultats, ils dépassèrent toute attente.

Il n'y eut pas de nouvelles crises après l'intervention et tous les symptômes graves de l'urémie disparurent si bien que 2 jours après la malade reprit sa connaissance. Les suites de couches ne différèrent pas, dans la suite, de celles qu'on observe en général après un accouchement normal. Les plaies lombaires et les plaies du col utérin se fermèrent par première intention. La malade ne dut garder le lit que 3 semaines, comme après toute décortication rénale. Au bout de ce temps, elle se leva en excellent état de santé.

L'examen chimique et microscopique des urines, fait journellement pendant deux semaines consécutives après l'opération, montra une guérison rapide des lésions rénales. Le 28 février on trouvait encore quelques cristaux hyalins et granuleux et une quantité véritablement infime d'albumine. Un mois après, on ne retrouva plus, dans l'urine, que des traces d'albumine et de rares cristaux hyalins. Actuellement, 6 juin 1903, cinquante-trois jours après l'opération, l'urine est absolument normale et la santé parfaite.

Les conclusions pratiques qu'il faut tirer de ce cas, c'est que l'on possède dans la décortication rénale un moyen puissant pour traiter l'éclampsie puerpérale grave. Bien plus, on devrait même proposer la décortication dans les crises éclamptiques d'origine rénale survenant avant le commencement du travail. La mère serait certainement améliorée et, en outre, on pourrait ainsi éviter l'accouchement prématuré.

OBSERVATION XL

Prise dans le service du Dr MAIRE, chirurgien de l'Hôtel-Dieu, à Vichy

Jeune femme de 29 ans, dont le père et la mère sont bien portants. Toutefois elle a perdu une sœur de 29 ans de tuberculose pulmonaire.

A eu la fièvre typhoïde, la variole, les oreillons, et de 10 à 14 ans, une grosseur de nature indéterminée sous un bras, grosseur qui a disparu spontanément.

En décembre 1904, vient à l'hôpital pour une plaie du talon qu'elle ne peut arriver à guérir. A l'interrogatoire on apprend qu'elle a 11 grammes d'albumine par jour avec deux litres d'urine. De plus, maux de tête continuels, brouillards devant les yeux, bourdonnements d'oreilles, crampes dans les jambes la nuit, cryesthésie, polyurie, pollakiurie, œdème des jambes et des conjonctives. Les forces diminuent rapidement, malgré un régime lacté absolu rigoureusement observé (4 à 5 litres de lait par 24 heures), depuis 18 mois consécutifs. Femme d'ouvrier, exerçant la profession de femme de ménage, elle ne peut plus, depuis 18 mois, faire son propre ménage. Elle est obligée d'avoir recours à une autre femme pour tenir son intérieur. Les douleurs de reins provoquées par les mouvements sont telles qu'elle ne peut plus ni coudre, ni lever les bras, ni se tenir debout, ne fût-ce qu'un instant.

C'est dans ces conditions que l'on vient à parler devant elle de l'opération d'Edebohls, en formulant cette conclusion que, là, sans doute, serait le vrai traitement de la néphrite chronique. La malade avait suivi très attentivement l'entretien, aussi s'offrit-elle pour qu'on tentât l'opération.

On lui fit une injection de bleu de méthylène qui fut éliminée en vert très pâle par traces pendant les 24 heures qui suivirent l'injection.

La première décapsulation eut lieu le 9 janvier 1905. Le rein droit, extrait de sa loge cellulo-adipeuse, apparut gros et blanc. L'incision de la capsule montra une tension intra-rénale telle que n'étaient des adhérences très résistantes entre la capsule et le viscère, la décortication se serait faite d'elle-même. Ces adhérences ont entraîné avec la capsule propre de petits cônes de substance corticale.

A la suite de cette intervention, la malade a semblé s'affaiblir. Le 3ᵉ jour elle eut du délire et des vomissements verdâtres. On lui fit alors une injection sous-cutanée de morphine à 10 heures du soir. Peu après elle eut du délire aigu, chercha à se jeter par la fenêtre, puis vinrent des étouffements et en dernier lieu elle eut une syncope. Tous ces accidents l'amenèrent jusqu'à 5 heures du matin.

Les deux premiers jours, les urines furent sanguinolentes. La malade se leva le 21ᵉ jour. La plaie du talon était guérie. La quantité d'urine pour les 24 heures n'était plus que de 1.500 grammes au lieu de 2 litres. Le rein décortiqué avait augmenté de volume assez rapidement et dans des conditions très appréciables. Deux mois après, l'albumine donnait à l'Esbach 2 grammes au lieu de 11, tandis que l'urée était passée de 8 grammes à 25 grammes. Le rein avait repris son volume normal. Les forces revinrent très vite, car à ce moment-là, c'est-à-dire au bout de deux mois, la malade faisait à nouveau son ménage. Les maux de tête avaient disparu ; les brouillards ne subsistaient que devant l'œil situé du côté du rein non décortiqué (fait bizarre, que le spécialiste, le docteur Nicolau-Barragué, qui examina le fond de l'œil de la malade, ne put expliquer). Les bourdonnements d'oreilles, les crampes d'estomac, les crampes dans les jambes, la pollakiurie disparurent. Il persista de la douleur des reins, mais supportable et de la cryesthésie.

La malade, satisfaite de la première opération, vient un an plus tard pour qu'on lui décortique son rein gauche. L'opération eut lieu le 19 janvier 1906.

Le rein gauche extériorisé, on constate que sa capsule est flottante ; il paraît congestionné et mou.

Les suites opératoires furent très simples. La malade quitta l'hôpital le 11e jour sans avoir présenté de troubles d'aucune sorte. Le rein n'augmenta pas de volume et les urines ne présentèrent aucune trace de sang.

Une injection de bleu de méthylène s'élimina normalement en 17 heures.

Depuis, les douleurs de reins ont complètement disparu. Les urines du mois de mars, c'est-à-dire 6 semaines après l'opération, étaient de 1.400 grammes par jour, contenant 0.30 centigrammes d'albumine et 25 grammes d'urée.

Actuellement, il y a six mois de sa seconde intervention, la malade se porte bien. L'examen des urines révèle 0,15 centigrammes d'albumine, avec 1250 grammes d'urine pour les 24 heures et 30 grammes d'urée.

Elle continue à faire son ménage, lave son parquet, coule ses lessives sans trop de fatigues. Elle présente un peu de congestion de la face. Elle a encore de temps en temps quelques éblouissements, mais à intervalles de plus en plus espacés. Le point noir que la malade voyait à gauche, alors que son rein gauche n'avait pas été décortiqué, est encore perçu parfois pendant un mois et demi. Depuis, il a complètement disparu. Les crampes musculaires ne sont plus ressenties. La malade est assez facilement essoufflée, particulièrement lorsque la température est élevée.

A l'auscultation du cœur, on ne trouve aucun souffle pathologique. L'œdème des jambes apparaît parfois, après une longue fatigue et spécialement à gauche, où a eu lieu la dernière intervention, ce qui ne l'empêche pas d'avoir repris complètement son travail.

Il semble donc actuellement que cette malade ait bénéficié dans des proportions considérables de l'opération créée par Edebohls.

OBSERVATION XLI

Prise dans le service du Dr MAIRE, chirurgien de l'Hôtel-Dieu de Vichy.
Inédite

Mme A., 40 ans, femme de chambre, a encore son père et sa mère. Frère mort à 59 ans?

A eu plusieurs crises de rhumatisme au bras droit à 10 ans. Réglée à 11 ans, les règles sont régulières, durant 7 à 8 jours, abondantes, non douloureuses, sans leucorrhées. Mariée à 18 ans, elle accouche à 19 normalement, la grossesse a évolué sans incidents.

Il y a 5 ans maux de tête et brouillards devant les yeux. Un médecin, appelé, constate de l'albumine dans les urines et ordonne le régime lacté absolu, qui est suivi pendant 18 mois. A ce moment-là une nouvelle recherche de l'albumine montre que celle-ci a disparu. Dès lors, reprend le régime normal et va bien jusqu'en 1904. En novembre 1904, à Roanne, le docteur Diuret trouve de l'albumine « beaucoup », dit-il. Il ordonne : vin blanc coupé d'eau de Vichy à midi et alimentation ordinaire avec « un peu de lait ». Donne une potion?

En mai 1905, la malade voit le docteur Raymond, qui donne du lait comme boisson et laisse manger à la malade ce qu'elle veut, en conseillant toutefois les viandes blanches.

Cet été-là, placée à l'Hôtel Moderne, a peiné, mais a pu faire son travail.

Le 27 janvier 1906, ayant ses règles, la malade se mouille et prend froid. Les règles cessent et depuis elle souffre des reins. Tout l'hiver elle a eu des troubles de la vue ; pas de cryesthésie, pas de crampes des jambes ; pas de bourdonnements d'oreilles. Elle souffre assez souvent du flanc gauche.

Elle présente de l'œdème des paupières inférieures ; pas d'œdème des membres inférieurs. La région lombaire gauche est un peu pâteuse, mais indolore au palper. On trouve, par le toucher, un point uretéro-vésical gauche.

L'examen des urines révèle 5 gr. 50 centigrammes d'albumine.

La malade est opérée le 1er mars. Décortication du rein gauche, gros, perceptible.

Les suites opératoires sont bonnes jusqu'au 5e jour. A ce moment, la malade se sent fatiguée, sans force. On lui fait une injection de sérum (1 litre) qui la remonte assez bien. Toutefois la malade reste asthénique assez longtemps et ne sort que le 12 avril. On fait une analyse d'urines, qui donne 2 gr. 50 centigrammes d'albumine par litre, avec 1250 grammes.

Depuis, elle a repris son travail. Elle n'a plus de brouillards et la céphalée a disparu.

Le 2 mai, analyse d'urines, qui montre 0,30 centigrammes d'albumine par litre, avec 1700 grammes.

Le 17 mai, l'albumine était remontée à 0,75 centigrammes, avec 1.200 grammes d'urines.

Depuis quelques jours, elle ressent des crampes dans les jambes qui ne portent aucune trace d'œdème.

Actuellement la malade a la face pâle et présente de l'œdème des paupières. Elle a, depuis le 18 juin, des essoufflements et des palpitations. A l'auscultation, on trouve un cœur hypertrophié battant avec force et rapidement (80 à 85 pulsations

à la minute), ne présentant aucun bruit de souffle pathologique.

La malade maigrit tous les jours et voit ses forces diminuer.
Elle peut encore travailler, mais elle prévoit le moment où
il lui faudra s'arrêter.

Le 2 juillet, l'analyse d'urines accuse 1 gr. 60 centigrammes d'albumine, avec 1.400 grammes d'urine. Elle semble
donc avoir profité au début de la décortication de son rein
gauche. Mais les lésions qui avaient rétrocédé tout d'abord
semblent reprendre une marche régulièrement ascendante.
Nous en trouvons l'explication dans ce fait que la malade est
une éthylique de profession. Elle a pu être surveillée pendant
tout son séjour à l'hôpital, mais à sa sortie elle a repris ses
habitudes d'intempérance. Ses reins n'ont pu supporter le sur-
croît de travail qu'elle leur a imposé et le filtre rénal a de
nouveau crevé. Les lésions de sclérose ont repris sous l'influence de l'alcool, leur marche progressive.

La malade semble décidée à faire décortiquer son rein droit,
mais elle veut attendre d'être dans l'impossibilité de travailler.

Les observations françaises et étrangères que nous venons
de citer militent en faveur de la néphrocapsulectomie. Elles
viennent renforcer la statistique de Edebohls et dans un sens
très favorable.

En effet, l'observation XXVIII de Le Nouënne mentionne
bien un décès, mais les lésions rénales étudiées histologiquement montrent qu'on avait affaire à une néphrite interstitielle
à un degré difficilement compatible avec la vie.

L'observation XXIX de Bakes mentionne une guérison
après onze mois.

L'observation XXX de Pasteau et Erzbischoff accuse une
amélioration considérable dans un cas vraiment désespéré.

L'observation XXXII de Nicolich annonce une guérison.

L'observation XXXIII de Giordano montre une guérison dans un cas grave avec rein unique.

L'observation XXXIV de Henri Claude et Pierre Duval montre une amélioration très considérable et que le temps seul empêche de classer parmi les guérisons.

L'observation XXXV de Henri Claude et Pierre Duval accuse un décès imputable vraisemblablement à l'œdème aigu du poumon associé à une péricardite et non à la décortication du rein.

L'observation XXXVI de Sorel permet de constater une guérison complète près d'un an après l'opération.

L'observation XXXVII de M. Vidal nous montre une guérison fonctionnelle à un an et demi de distance, avant résisté à l'épreuve dangereuse d'une grossesse débutant 8 mois après l'intervention.

L'observation XXXVIII de M. Vidal est celle d'une intervention « à froid », amenant une guérison fonctionnelle malgré quelques traces d'albumine persistant après 14 mois.

L'observation XXXIX de Edebohls montre quelle arme est la néphrocapsulectomie dans un cas d'éclampsie. Non seulement la crise a pris fin, mais la néphrite a complètement disparu et la malade est guérie.

L'observation XL montre une amélioration qui peut passer pour une guérison fonctionnelle, si on songe que de 12 grammes d'albumine par litre, la malade n'a plus que 0,15 centigrammes et qu'à chaque nouvelle analyse on constate une diminution très nette de l'albumine. La dernière intervention subie est très rapprochée pour que l'on puisse dire la guérison complète et définitive.

L'observation XLI montre une amélioration passagère chez une alcoolique, tant que l'on a pu supprimer de son régime le vin et le rhum. L'insuccès ne doit donc pas être imputable à l'intervention elle-même, mais aux habitudes d'intempérance de la malade.

CONCLUSIONS

La néphro-capsulectomie est une opération très bénigne.

Pendant les premiers jours qui suivent cette opération, les urines sont concentrées, à densité et point cryoscopique élevé, contenant beaucoup d'urée et de chlorure.

Pendant les jours suivants, la diurèse va parfois jusqu'à dépasser la normale, mais l'augmentation des matières solides ne se fait pas proportionnellement à la diurèse. Ces deux ordres de phénomènes trouvent leur explication dans ce fait que la décortication agit sur les deux territoires distincts dont se compose anatomiquement et physiologiquement le rein : l'un glomérulaire, destiné surtout à la sécrétion de l'eau ; l'autre formé par l'ensemble des tubuli contorti, pourvoyant à l'élimination des matériaux solides.

Il est logique de penser que la compression de la capsule fibreuse venant à cesser, il se fasse dans les premiers jours une dilatation vasculaire et un ralentissement de la circulation, de sorte que le sang passant lentement dans les vaisseaux péritubulaires, les urines deviennent plus concentrées. Un peu plus tard, lorsque de nouvelles voies sanguines corticales se sont reproduites, elles apportent une irrigation plus abondante à la substance corticale, amenant une augmentation de la diurèse.

Les modifications que la décortication apporte à la circulation rénale sont des plus heureuses, car le fonctionnement physiologique de l'organe n'est modifié que dans le sens d'une plus grande activité.

Mais les effets mettent un certain temps à se faire sentir, et si l'on veut parer au plus pressé, on devra avoir recours à la néphrotomie, qui, en ouvrant le « robinet des urines », peut sauver un malade, où la décortication aurait échoué.

Si, au contraire, on veut, de propos délibéré, s'adresser au mal de Bright, en dehors des accidents urémiques, il est indéniable que la néphrocapsulectomie, qui est simple, rapide et qui ménage le parenchyme rénal, soit l'intervention de choix.

On peut donc poser en principe que : si un brightique n'a pas semblé amélioré par le traitement médical (régime lacté ou déchloruré) rigoureusement suivi pendant 8 à 10 mois, une plus longue temporisation lui est nuisible en permettant aux lésions d'acquérir un degré tel qu'une régression devient impossible. Il faudra lui conseiller une décortication bilatérale de ses reins, qui, à ce moment, lui apportera dans l'immense majorité des cas, une guérison fonctionnelle et définitive.

BIBLIOGRAPHIE

ACHARD. — Insuffisance rénale. Congrès de médecine, 1900 ; *Semaine Médicale,* 1900.

ALBARRAN. — Soc. de chir., 1901 ; Soc. de biol., 1902.

ASCOLI. — Compte rendu du XII° Congrès méd. ital. *Semaine médicale,* 1902.

BARETTE. — Néphrites infectieuses au point de vue chirurgical. Thèse d'agrégation, 1885.

BASSAM. — Du traitement chirurgical des néphrites. Thèse Lyon, 1903.

BAZY. — De la néphrotomie. Congrès de chirurgie, 1898.

BERNARD. — Les fonctions du rein dans les néphrites chroniques. Thèse Paris, 1900.

BRODEUR. — De l'intervention chirurgicale dans les affections des reins. Thèse Paris, 1886.

CABOT. — Décapsulation des reins. *Boston medical and surgical Journal,* 1902, p. 456.

CAILLÉ. — Chronic parenchymatosy nephritis in a child treated by renal decapsulation (the Edebohls opération). *Archiv. of Ped.,* 1902, XIX, 734-738.

CASTAIGNE et RATHERY. — Néphrites unilatérales. *Semaine Médicale,* 1902.

CAVAILLON. — Soc. de méd. de Lyon, 1903.

CLAUDE et BALTHAZARD. — Effets de la décapsulation du rein. Soc. de biolog., 1902.

DEBAISSIEUX. — *Annales des maladies des organes génito-urinaires,* 1898.

DEBERSAQUE. — *Annales des maladies des organes génito-urinaires,* 1897.

Doyen. — Indications de néphrotomie. Congrès de chirurgie, 1898.

Edebohls. — *Surgical treatment of Bright's disease.* New-York, 1904 ; *Medical News*, New-York, 1899, p. 481 ; *Medical Record,* New-York, 1901-1902, avril ; *Annals of Surgery,* 1902, février ; *Brit. Med. Journ.*, 1902, novembre ; *Medical Record*, 1903, mars.

Elliot. — *Boston Medical and surgical Journal,* 1902, 23 octobre.

Fraenkel. — Fonctions rénales. Scientia.

Fergusson. — *Med. Journ.,* Chicago, 1899, p. 215.

Frosl. — *Annales des maladies des organes génito-urinaires,* 1902.

Gayet et Bassam. — Soc. des sc. méd. de Lyon, 1903.

Gradle. — Neuroretinitis due to disease of the kidnez. *Chicago Medical Recorder*, 1902, 15 novembre, p. 321.

Guiteras. — The surgical treatment of Bright's disease. *Med. New-York Journal*, 1902, mai.

Guyon. — Influence de la tension rénale sur la sécrétion. Académie des sciences, 1902.

Hanchett. — Surgical treatment of chronic nephritis. Critique, 1903, january, p. 13.

Harrison. — The Lancet, 1896 ; *Brit. Med. Journal,* 1896-1901.

Israel. — Chirurgie du rein et de l'uretère traduit par Guillermot-Rodriguez, 1900 ; *Mitt. a. d. Grenz. d. Med. u. Chir.* 1899 ; *Deutsche med. Woch.*, 1902.

Jaboulay. — Soc. méd. de Lyon.

Korteweg. — Die Indicationen zur Entspanung-incision bei Nieren leiden. In Mitt. a. d. Grenz. d. Med. u. Chir., 1901, VIII pa. 596-613.

Le Dentu. — *Presse médicale,* 1904.

Legrain — *Annales des maladies des organes génito-urinaires,* 1896.

Lennander. — Nord. méd. Arch., XXXIV, 1901.

Le Nouenne. — *Revue de Normandie,* 1902 ; Thèse, Paris, 1903.

Lépine. — *Semaine médicale,* 1902, décembre.

Loumeau. — Soc. de méd. et de chir. de Bordeaux, 1902.

Lyman. — Surgical treatment of chronic nephritis. *Journ. of the Amer, med. Association*, 1902, XXXVIII, p. 1030.

Maire. — *Centre Médical,* 1906.

Malherbe et Legueu. — Les hématuries. Congrès de chirurgie, 1898.

Mongour. — *Journ. de méd. de Bordeaax,* 1902.

Newmann. — The Lancet, 1896 ; Arch. gén.-urin, 1899.

Patel et Cavaillon. — Traitement chirurgical des néphrites. *Annales des maladies organes génito-urinaires*, 1903, 15 septembre.

Porter. — *Médical Record*, 1902.

Pousson. — Association française d'urologie, 1899 ; *Annales des maladies des organes génito-urinaires*, 1900 ; *Gaz. heb. des sc. méd. de Bordeaux,* 1900 ; *Revue de chirurgie*, 1901 ; *Annales des maladies des organes génito-urinaires*, 1901 : *Association Française d'urologie*, 1901 : *Journal de médecine de Bordeaux*, 1902 ; *Gaz. hebd. des Sc. méd. de Bordeaux,* 1902, mai, juin, juillet, août.

Primrose. — The operative treatment of chronic Bright's disease. *Canadian Journ. of med. and surgery*, 1902, XI, 143-152.

Routier. — Soc. de chir. 1901.

De Rouville. — *Presse médicale*, 1904.

Rovsing. — *Annales des maladies des organes génito-urinaires*, 1897-1898 ; *Hospitaltidende*, 1902, Janvier ; *Mitt. a. d. Grenz de Med. u. Chir.*, 1902.

Rosenstein et Pel — *Gaz. des sc. méd. de Paris,* 1901.

Sabatier. — Néphralgie hématurique. *Revue de chirurgie*, 1899.

Senator-Israel-Klemperer. — Soc. méd. int. de Berlin, 1902.

Schmidt. — *Medical Record*, 1902.

Sorel. — Archives provinciales chirurgie, 1905.

Talamon. — Traitement chirurgical du mal de Bright. *Médecine Moderne*, 1903.

Tiffany. — *Ann. of Surgery*, 1889.

Tœnalle. — Néphralgie essentielle. *Edinburg med. and surg.*, XXXIII.

Tuffier. — Etude expérimentale du rein, 1889 ; Thèse Paris, 1885. *Presse Médicale*, 1904.

Yvert. — *Revue de chirurgie*, 1904.

Weir. — *Medical Record*, 1894.

Wilms. — *Med. Woch.*, 1902, 25 mars.

Wolf. — *Deutsche Zeitschrift für Chirurgie*, 1891.

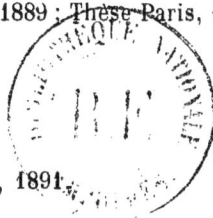

www.ingramcontent.com/pod-product-compliance
Lightning Source LLC
Chambersburg PA
CBHW071240200326
41521CB00009B/1559